おしっこの はなし

賢い腎臓の役割を知ろう

望星病院 院長
北岡 建樹 著

ぱーそん書房

序──おしっこに愛を込めて

　私たちは毎日5～6回はトイレに行き、おしっこをします。排尿という行為には、からだの中に溜まった尿を排泄するという解放感による一種の快感があります。しかし子どもの頃、朝起きてみると布団に大きな地図を書いてしまっているのに気がついて、なんとも言えない屈辱感を経験した思い出を誰でももっているでしょう。

　筆者は幼少の頃の、起床時の恥ずかしい粗相をした頃が懐かしく思い出されます。夢の中では不思議と、"ここはトイレではない""尿をしてはいけない"という自制心がいったん働くのですが、あるいは汚いトイレだったりして思いとどまるのですが、違う場所に別のきれいなトイレがあって、ここでは排尿しても大丈夫なのだと、安心して気を許してしまったことが原因となるような記憶があります。そして思いきり排尿してしまってから、"これは夢だった"と気がついたときには、なま温かい液体の中に自分がいるということになり、すべては後の祭りというケースが多かったようです。赤ん坊はおしめに排尿しては泣き叫ぶのが仕事ですが、大の大人がおしめを当てなければならなくなるのは惨めで、情けなく、いやなものです。布団の中で、意に反して排尿してしまうのは、本人ばかりか、周囲の人にも困惑を与えるものです。しかしながら、高齢社会においてはこのような現実が日常的にみられるのです。これもお年寄りは赤ん坊に返るという生物の宿命かも知れません。また、お年寄りだけではなく、若い女性でも何かの弾みに尿をちびってしまうことを経験するといわれています。このような若年者ないし壮年の婦女子の尿失禁の悩みは大きな社会問題となっているそうです。

健康な男性が便器の前で気持ちよく排尿する解放感は男ならではのものかも知れません。それよりもハイキングなどの際に、大自然の中で思いきり放尿する方が、もっともっと解放感があるのでしょうが……。因みに排尿するためにトイレに行くことを、英語では"nature calls me"すなわち、自然が呼んでいるというようです。

　このような排尿を意味する言葉、言い回しというのは国によりさまざまですし、職場によっては独特の暗号めいた言葉や隠語が使用されています。排尿そのものやトイレを意味する言葉にしても歴史的な意味があったりするわけで、一種の文化と言えるものです。それだけ排尿行為というのは民族の長年の習慣や風俗により培われ、日常生活に密着した事柄と言えます。

　女性の場合にはトイレの使用は、本来の目的の用を済ませるだけではないようです。連れションは何も男子だけの特徴ではなく、女子もお化粧や職場の噂話や秘密話のために連れ立っていくようです。排尿の時間よりも、このような目的で利用する時間の方が長いのかも知れません。トイレを利用することはこのように日常茶飯事の行為といえます。最近、タクシーの中のラジオ放送で聞いた話によると、女性がトイレに費やす時間と空間は貴重な思索の場、一息つける安心の場であるそうです。煩わしい家事や子どもの世話から精神的にも肉体的にも解放される貴重な時間であり、トイレは自分だけの専用の居住空間であると考えられているようです。男子にとっても最もくつろげる場所というのがトイレであるというのは、わが国の住宅事情の貧困化を表しているとも言えます。

　食事や睡眠などと同じように誰もが行う生理的、日常的な事柄にもかかわらず、大きな声で尿についての話題を公言することができないのは、やはり排尿行為、泌尿排泄器というのが不潔、下品、あるいは性器に関係があるという理

由からでしょうか。長年の社会的な習慣や羞恥心による影響もあります。"下の話"というように、このようなことを話題にすると人格的に下劣な人と思われてしまう風潮があるのかも知れません。しかし、このために尿に関する悩み事があっても人に打ち明けられず、恥ずかしがって1人で悶々としているのでは困ります。

　健康な尿というのは決して不潔なものではありません。排尿は本来、気持ちのいい快感であるはずです。また、尿には健康に必要なさまざまな情報が隠されており、いわば健康のバロメーターとしての役割があります。毎朝第一番に排尿する尿をよく観察することにより、あなたの健康状態をキャッチすることができるのです。寝ぼけた目で無駄に便器の中に有益な情報を流し込んでしまわないことが大切です。膀胱に溜まった尿をただ無駄に排尿するだけではなく、自分の目でよく観察して、尿に現れた情報からきちんと自分の健康状態を管理していきたいものです。

　本書では、このような点から科学的な面より尿を考え、尿をつくる腎臓の重要性について知ってもらいたいと考えました。慢性腎疾患の予防のためにも、できる限り早期に自分の尿の異常をキャッチできるようにすれば、早期発見、早期治療も可能になると思われます。やや卑俗的な表現を用いたところもありますが、おもしろく通読してもらいたいという考えからですので、この点をご理解頂きたいと思います。

北岡　建樹

● 目　次 ●

序──おしっこに愛を込めて

1 尿とは ─────────────────── 1
　いばりなさんな……………………… 1　　うんこの弁………………………… 7
　少ないかな腎………………………… 5　　CKD とは…………………………… 9
　大は小をかねる……………………… 7

2 腎臓の排泄機能 ─────────────── 11
　魚や鳥のおしっこは………………… 11　　キンニクマンでは………………… 24
　腎の起源……………………………… 13　　風が吹けば………………………… 27
　ヒトの腎臓…………………………… 16　　無駄には出さない………………… 28
　中身を濃く…………………………… 20　　週に 2、3 回も…………………… 33
　クリアランスセール………………… 21

3 腎の調節機能 ──────────────── 35
　体液量調節の役割…………………… 35　　酸塩基の調節……………………… 52
　母なる海……………………………… 37　　酸性食品とアルカリ性食品とは… 54
　からだの中にある海………………… 37　　常識の非常識……………………… 56
　二重の防衛体制……………………… 40　　酸と塩基のバランス……………… 57
　なめくじに塩………………………… 42　　代謝・内分泌的な役割…………… 58
　体液組成の調節……………………… 44　　Epoch-making な EPO …………… 60
　循環血漿量の維持…………………… 47

4 尿の異常症候 ──────────────── 63
　尿の不思議…………………………… 63　　新婚さんに多い頻尿……………… 90
　尿色の異常…………………………… 64　　お尻の拭き方……………………… 92
　尿量の異常…………………………… 68　　かみの助けを必要とする人間…… 92
　寒いときにはなぜ尿が出やすいのか… 72　　贅沢な拭き方……………………… 94
　お茶と利尿作用……………………… 74　　かみ不在の時代…………………… 95
　乏尿と無尿…………………………… 75　　尿のにおい………………………… 95
　乏尿と浮腫…………………………… 78　　危険なにおい……………………… 97
　ストレス過剰の悩み………………… 80　　つばを付ける……………………… 98
　利尿薬はやせ薬ではない…………… 82　　尿とフェロモン…………………… 99
　排尿異常……………………………… 84　　尿の味……………………………… 100
　尿の回数が多い頻尿………………… 88　　アリのままに……………………… 100

i

濁った尿の原因は……………101　　　ちんちんが腫れちゃった………107
　　ピンポンゲーム…………………103　　　なかなか出ないよ………………108
　　唐傘さして………………………104　　　失神してしまう…………………109
　　こんどうむ………………………105　　　排尿後のブルッブルッ…………110
　　尿流の異常………………………106　　　一緒に出せるか…………………111

　5　尿検査――――――――――――――――――――――――112
　　尿医というのは…………………112　　　潜血反応…………………………129
　　尿検査を考える…………………113　　　尿沈渣……………………………130
　　紙切れ1枚の診断………………116　　　尿検査の異常をみたら…………132
　　隠してもダメ……………………118　　　尿検査の応用……………………135
　　尿の採り方………………………120　　　ぴたりと当たる…………………136
　　蛋白尿の原因……………………122　　　もう少し待って…………………136
　　起つと出る………………………124　　　金髪がいいよ……………………137
　　大量に出る………………………125　　　尿からつくられる薬……………138
　　血尿の原因………………………126　　　おしっこ大量作戦………………139
　　血を見るぞ………………………127　　　生理活性物質……………………140
　　見えない血尿……………………127

　6　排尿異常とは―――――――――――――――――――――141
　　排尿の姿勢………………………141　　　おしっこの仕方…………………145
　　排尿のメカニズム………………143　　　おしっこの音……………………145
　　膀胱の役割………………………144　　　しびん……………………………146
　　水の流れのように………………144

　7　排尿障害――――――――――――――――――――――147
　　トイレが近い……………………147　　　どのタイプ？……………………152
　　歳のせい？………………………148　　　おしっこを途中で止められるか……155
　　栗の実……………………………149　　　締まりが悪い……………………157
　　出ちゃったよ……………………150　　　尿失禁防止体操…………………158
　　パンツが濡れてしまう…………151　　　継続は力なり……………………159

おわりに ―― 排泄行為と羞恥心

CHAPTER 1 尿とは

いばりなさんな

■尿は昔"いばり""ゆばり""しと"などといわれていた

　腎臓でつくられてから、膀胱にある一定量溜まった後に、尿道から排泄される液体を尿といいます。この液体の呼び名は、昔は"いばり"または"ゆばり"あるいは"しと"などという読み方で表現されていたようです。

　有名な紀行文である「奥の細道」の中に、次のような芭蕉の句があります。

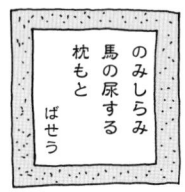

のみしらみ
馬の尿する
枕もと
　　ばせう

　これは東北地方南部への旅の途中、しとまえ（尿前）のある農家に泊まったときに読んだ句です。この地方は南部馬の産地で、馬を非常に大切にし、人並み以上に扱われ、住むところも人と同じように、曲がり屋という家屋の一部に住まわせているということで知られていました。

　物の本を読むと、この句は最初"馬のばりこく"という表現だったようです。ここで使われる"ばりこく"というのは、この地方の方言で尿をするという意味のようですが、あまりにも露骨過ぎるということからか、あるいは宿泊地の地名が尿前であったという連想からか、"しとする"と改めたものとされている

ようです。

■尿前は義経伝説の地

　因みに、この尿前という場所は宮城県と山形県の境の鳴子町（現・大崎市）にあった関所で、その昔、源義経が平泉に落ちのびるときに通過したといわれ、この尿前の地名も、義経の妻が出産したとき、赤ん坊が尿をしたところといういわれがあるのだそうです。しかも、鳴子という地名は初めて産声をあげたところとされています。このようなエピソードは本当かどうか知りませんが、これらは義経伝説の地である、この地方の言い伝えのようです。

　医学用語では尿＝にょうとするのが一般的です。小児言葉では"しっこ"または"おしっこ"あるいは"小便""しょんべん"などといい、上品な言葉やご婦人では"小水"または"お小水"ともいいます。また特別の小説などでは、"黄金水"とか"聖水"などと呼ぶことがあるようです。

　尿のことをなぜ"おしっこ"というのでしょうか。"しっこ"というのをたまたま筆者の使っているパソコンで漢字変換してみますと、「疾呼」となりました。尿は現代医学では臨床検査の検体として血液とともに、最もポピュラーなものです。尿を検査することによりさまざまな病気の診断が可能です。疾病の診断を呼び起こすという意味からすると、「疾呼」という漢字はなかなかのものです。さすがにわがマッキントッシュは賢いコンピュータだと感心しているのです。これは冗談としても、どうして"しっこ"というのでしょうかね。

　ところが、この「疾呼」というのは、れっきとした言葉であったわけです。国語辞典を参照してみますと、これには大声で呼ぶという意味があるのです。何もコンピュータが賢いというわけでもなかったのです。筆者がこの言葉を知らなかっただけということがわかりました。しかしながら、英語の"自然が呼んでいる"の方が、きれいですね。

　"シッコ"というと、映画好きの人ならマイケル・ムーア監督の作品を思い起こすかも知れません。民主主義の国のアメリカの医療制度の問題点を暴き出し、社会主義国のキューバの医療制度を絶賛することになる作品でした。わが国の医療制度は国民皆保険制度という世界がうらやむほどの医療が行われているのです。しかし高齢社会の進展と経済の低迷あるいはTPPという政策から、今後の医療経済や医療内容は厳しい状況に陥ってしまいかねません。

1 尿とは

尿というと汚い、臭い、不潔などというイメージがあるかも知れませんが、決してそんなものではありません。健康な人の採りたての新鮮な尿には、不快で、強烈なアンモニア臭のようないやな臭いもありません。その色は本来、芳醇なウイスキーともいえるほどの琥珀色をしており、ほれぼれするほどの透明な黄金色の液体です。

■尿の色はほれぼれするほどの透明な黄金色

もともと、健康人の尿は清潔なものなのです。大小便として大便と一緒に扱われ、損をしていますが、大便の中にみられるような細菌などは健康な尿には入っていません。どのような動物にとっても生きていくためには、おしっこをするということは非常に大切な行為であり、生理的に不可欠な現象なのです。言い換えれば、健全な排尿は健康の証であるわけです。

小便と大便を比べてみて、どちらがからだにとって重要であるかは、それらが排泄できなかった状況を比較検討してみれば容易にわかることです。

女性はしばしば便秘をすることが多いようですが、数日くらいの便秘であればからだにはそれほどの支障はありません。ひどい便秘症の人では1週間近くも便秘をしている人がいると言われます。そのような状態でも憂うつな気分となったり、皮膚に吹き出ものができたり、下腹部が膨満したり、下っ腹の痛みを生じることはありますが、生命にはそれほど問題とはなってきません。

ところが尿が数日も出ないようなことがあったらどうでしょうか。この場合は生命の保証はできません。尿が数日も、急に出なくなった状態（これは急性の乏尿あるいは無尿という状態で、緊急的な治療をする必要があります）というのは、いわゆる急性腎不全という状態を意味します。体内に溜まった尿の中にある毒素を人工的に除去して、からだの環境（体内の内部環境）を良好にする透析療法という治療手段をとらない限り、生命は維持できません。それこそ1週間も尿が出ないという状態は、実際的にはあり得ないことで、その前に尿毒症で完全に死亡してしまいます。

■1週間も尿が出ない状態はあり得ない

これほど尿という排泄物は、からだにとっては非常に大切なものなのです。体外に排泄される尿というと、もはやからだにとっては不用なものと思われるかも知れませんが、尿の意味をもっともっと知ってもらいたいのです。尿をつくるからだの中の、いわば環境庁ともいえる腎臓という臓器がなければ生命は維持できません。腎臓のつくった芸術作品ともいえる貴重な産物である尿を知

■尿は腎臓のつくった芸術作品

いばりなさんな

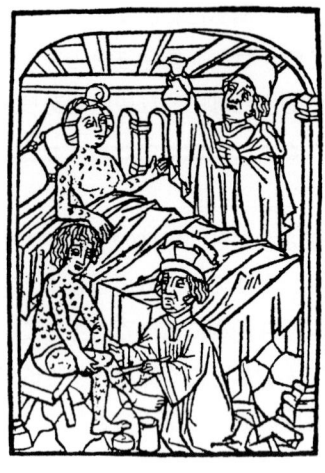

バルトロメーウス・シューテーバーが「フランス病」の予防と治療について書いた小冊子にのせられている同時代の木版画(ウィーンのオーストリア国立図書館)。

ることにより、からだの仕組み、腎臓の巧妙な働きを理解することができるのです。

尿の状態を知るということは、昔から健康の状態を知るうえで重要であったことはよく知られています。ヒポクラテスの時代からさまざまな病気のときには、尿に異常が出るということは気がつかれていたと言われます。中世の時代にはそれこそ神秘主義の影響で、病気だけではなく、極端な場合には、恋愛運とか、その人の運勢まで占うことまでも行われていたようです。このような、尿医(ウロスコピスト)という名で、医師は尊敬されていた反面、多少馬鹿にされていたということがあったかも知れませんが、尿を診るということは、当時の医学においてはからだの状態をチェックする診察に次ぐ重要な検査であったと思われます。現在ではさしずめ聴診器が医師の目印と思われますが、この頃では尿をとる瓶(しびん)が医師の象徴であったということです。

現代人では病気の診断にはルーチンに尿検査が行われています。臨床検査の代表として、血液検査とともに重要視されているのはご承知のとおりです。尿検査から診断される病気は数多くありますが、代表的なものは腎臓病を中心とした腎尿路系の疾患と糖尿病があります。もちろん病気ではありませんが、妊娠も尿から判定できることは既にご承知のことと思います。

汚いとか、臭いとか尿を白眼視しないで、偏見をもたずに、本書により尿に

■中世には病気だけでなく恋愛運や運勢も占っていた

■しびんが医師の象徴だった

ついて正しく理解してもらいたいと思います。科学的な目で腎臓のつくった最終産物である尿を冷静に見ていこうと思います。おしっこに限りなく愛着をもち過ぎると変態と思われるかも知れませんが、尿を知ることはからだの健康状態を理解することになります。腎臓がつくる尿の重要性をより深く理解してもらうために、まじめに尿を科学していくことにしましょう。

少ないかな腎

■明治以前の東洋医学では腎臓は精の源

尿というのは腎臓でつくられるということは現代人であれば誰でも、今では小学生でも知っていることです。しかしながら明治以前の東洋医学では、腎臓は精の源と考えられており、尿をつくる臓器というよりも、精液の源と考えられていたらしいのです。男性ではともかく、女性の場合にはどういうのでしょうか。

このため精力の減退した状態は腎臓の機能が減弱したためであると考えられ、腎虚すなわち腎水の枯渇した状態と称していたのです。物の本によると、これは漢方の病名で"過淫により精力が減退する心神衰弱症"となっています。いわゆる房事過多になると、精液をつくる腎臓が弱り、精液の源が枯渇して病気になり、死んでしまうというわけです。

それでは尿はどのようにしてつくられると考えられていたかというと、膀胱に直接尿が溜まると思われていたようです。確かに膀胱には尿が溜まっているのですが、どのようして尿がつくられるのかという点は、結局のところ正確にはわからなかったようなのです。

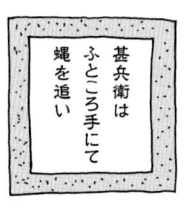

甚兵衛は
ふところ手にて
蝿を追い

江戸時代の川柳などには、しばしばこの腎虚という状態が好んで題材にされています。川柳では性を扱ったものが多く、格好の題材となっています。腎虚では段々とからだが衰弱してきて、ゴホゴホと咳ばかりするようになり、いつも顎でハエを追うような格好をして、うつらうつらした状態が続いて、事切れるというようになるんだそうです。

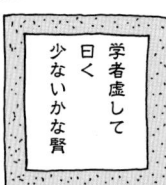

学者虚して
曰く
少ないかな腎

現代の医学においては、腎臓の働きは科学的に解明されてきています。小さな臓器ですが、いろいろな役割をまめにこなしているのです。

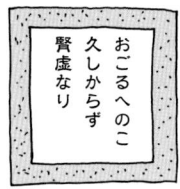

おごるへのこ
久しからず
腎虚なり

私たちはたくさんの飲料水を飲めば尿がたくさん出るということを経験的に知っていますし、スポーツなどで汗を大量にかいた後は、濃い尿が少ししか出

ないということも知っています。このようなことから尿はからだの水分量を一定の範囲に保つ働きがあるということがわかります。

また尿をなめてみればわかるのですが、苦みのある、なんとも言えない塩辛い味がします。これは尿の中に塩分が溶け込んでいることを意味するのです。まだ経験してない人は一度試みてみると納得できるでしょう。

■尿の成分は複雑

尿の成分は複雑です。尿の水溶液の中にはナトリウムやカリウム、カルシウム、リンなどの電解質といわれるもの、代謝老廃物である尿素、尿酸、筋肉の崩壊産物としてのクレアチニンなどの物質、ホルモンやその分解産物などのほか、過剰に摂取された水溶性のビタミン類や薬の代謝物なども含まれています。また腎臓や尿路からの垢のような崩壊細胞（上皮細胞）などの細胞成分もわずかながら含まれます。

病的な場合には細胞成分として赤血球、白血球、それに円柱といわれるものが含有されることにもなります。また、腎臓病や糖尿病ではそれぞれ蛋白や糖なども認められることになります。このほかにも、尿を高速液体カラムクロマトグラフィという装置で検査してみると、まだどのような物質かは不明な未知物質が多数存在することを示す証拠が認められることが知られています。

■虫刺されの傷口に尿をつけると痒みが治る

また虫に刺された場合などでは、傷口に尿をつけると痒みが治ると教えられた経験者もたくさんいるでしょう。アンモニア水がなくても、尿があればその代わりになるというわけです。トイレに行くと、これも最近の水洗便所では経験できなくなりましたが、肥え溜めのように尿を溜めている駅のトイレなどでは、アンモニア臭がすることがあります。年の暮れの夜間の場合には、酔っぱらいの尿やらその他の雑物が混入しているので、アルコール臭のすることの方が多いようですが……。

これは尿にアンモニアのもとになる尿素が大量に溶けているためなのです。アンモニア臭がするのは、尿素が細菌により分解されると特有の臭気を発するアンモニアが出現するためです。このように尿には水分や電解質だけではなく、老廃物といわれるさまざまな物質などが溶け込んでいることがわかるでしょう。

■尿の役割の1つは血液中の老廃物を排出すること

尿の役割の1つは、血液中に溜まった老廃物を排出するためにつくられるものといえるでしょう。私たちは生命を維持するために毎日食事をし、飲料水を

摂取します。このような栄養物をもとにして、生命維持のために細胞の代謝が行われます。この結果、心臓は鼓動し、呼吸が行われ、思考や運動などの神経・筋肉の活動を維持することができるわけです。このような生命活動が行われると、全身の細胞から不用な老廃物が出現することになるので、これを体外に排泄しなければなりません。

大は小をかねる

　動物はどのような種類であれ、脊椎動物だけではなく、無脊椎動物についても同じように、体内に取り込まれた栄養物を利用した後、細胞の代謝により出現する不要老廃物を体外に排泄しなければなりません。これらの排泄を司る臓器が腎臓を中心とした泌尿器系です。腎臓は脊椎動物であればすべてに認められます。このようなことから腎臓や膀胱は排泄臓器として扱われてきましたから、その産物である尿は汚いもの、不要なものと見なされてしまったのです。

■腎臓は水道局・清掃局と同じ役目

　腎臓は、既に述べてきたように環境庁あるいは水道局・清掃局と同じような役目をしていることになります。つまり、町（体内）に散乱したゴミを片づけ、町の環境を清潔にして、住みやすくするのが大きな役目です（これを内部環境の恒常性を保つ作用といいます）。

　この役割がうまくいかないと、周囲の環境の汚れから社会の乱れ、健康が損なわれることになります。動物のからだも社会も同じように考えることができます。老廃物の排出は尿、汗、呼気として体外に出されますが、不用老廃物と

■ゴミの大部分は尿から排出

してのゴミの大部分は尿から排泄されるということになります。呼吸からは揮発性の炭酸ガスが排泄されるということはご承知のことでしょう。

うんこの弁

　では、大便はどうなのかと不思議に思われるでしょう。便の中には食物の未消化物、腸内細菌、腸の脱落粘膜細胞などが含まれるだけで、最終的な不要老廃物の排出物とはみなされないのです。便の中にはそれこそまだ利用できる栄養物が豊富に含まれていることになるのです。物の本によると、食物中の栄養

■食物中の栄養素の80％は糞便の中に

素の高々20％を吸収するだけで、残りの80％は利用されずに糞便の中にそのまま排泄してしまっているということです。このことは国によっては人糞が今

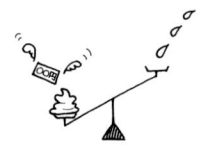

■尿の中には窒素・リン酸・カリウムの三大栄養素が大量に含まれている

でもブタの餌として利用されていたり、わが国においても昔から農作物の肥料として糞尿が利用されてきていることからもわかることです。尿の中にも植物の栄養素である窒素、リン酸、カリウムという三大栄養素が大量に含まれているのです。

特に大便は肥料としての価値が大きかったことが知られています。江戸時代では人糞を肥料として利用していたため、これを買う業者がいたのです。戦後しばらく田舎では見かけましたが、"汚わい屋さん"と言われ、糞尿を買い付け、これを農家に売ることが仕事なのです。化学肥料のない昔においては、糞尿は農家では農作物の生育に必要な重要な肥料として珍重されていたわけです。もちろん大便と小便を比べると、大便の方が高価であったわけです。

また江戸時代には、人糞も町中と町外れあるいは山の手と下町の場合では、糞尿の値段に違いがあったということです。町中に住んでいる人々の食物は栄養価の高いものを食べていたということから、その排泄物である糞尿も栄養豊富であり、肥料として高価であったらしいのです。また興味あることは、尿と大便を一緒にしてしまわないで、便を別々に分別した方が高く買ってもらえたようです。当然のことながら大便の方が価値があり、長屋の主がこの売買権を持っていたと本には書かれています。小便の方は安いのですが、店子にはこれを売る権利があったようで、このため店子にとっては大小便をできる限り区別して蓄えることが必要になったということです。このため狭い長屋であっても大小便の区別をする共同トイレがつくられ、また長屋の女性も尿をできる限り有効利用するために大小の区別をつけようと、尿は男便所で排泄していたと言われるほどです。このように糞尿の価値は農作物を生産するうえで非常に重要なものであったと言えます。

われわれが食物を摂取する意味は、楽しみや味覚のためだけではありません。生物としてからだを成長させ、維持するために必要な炭水化物、脂肪、蛋白質の三大栄養素を摂取することになります。炭水化物や脂肪はその構成要素が炭素、水素、酸素なので、代謝により最終的に炭酸ガス(二酸化炭素)と水に分解されます。炭酸ガスや水分は呼吸によって肺から体外に排泄することが可能です。

ところが蛋白質の構成要素は炭素、水素、酸素のほかに硫黄やリン酸、窒素成分が含まれます。最終的な老廃物は揮発性のものばかりではなく、不揮発性の物質が存在することになります。このためすべての老廃物を呼吸だけから排泄することができません。この結果、腎臓から不揮発性の老廃物を尿として排泄する必要があるわけです。

細胞の代謝により出現する炭酸ガスや水のほかに、蛋白質からアンモニア、尿素、尿酸などの窒素成分やリン酸や硫酸などの不揮発性の酸が出現します。

■アンモニアは細胞毒

アンモニアは細胞毒になりますから効率よく排泄しなければなりません。これらの窒素成分を排泄するために、動物は種によりさまざまな工夫をしていることになるわけです。

■小便は体内に蓄積した窒素酸化物を排泄するのに必要

このように大便に比べて、小便は体内に蓄積した不要老廃物、特に窒素酸化物を排泄するために必要なものであることが理解できたものと思います。本書では、大便のことはひとまずおいておいて、おしっこについての話をすることにします。

CKDとは

2002年、腎臓病ガイドラインに関する国際機関の米国KDIGOによりCKD（chronic kidney disease；慢性腎臓病）という概念が報告され、これを受けて日本腎臓学会も2007年に「CKD診療ガイド」を作成し、その意識と重要性を普及させることになりました。

CKDというのは、世界共通の意義として、

①なんらかの腎臓病を疑わせる症候、検査所見異常などが3ヵ月以上続いてみられる場合

②原因を問わずGFR（糸球体濾過値）＜60 ml/min/1.73 m^{2}の状態が3ヵ月以上持続する場合

をいいます。

2項目の一方あるいは両方がみられる場合にCKDと判定するわけです。

CKD対策が必要になった理由として、世界的に腎臓病の重要性が認識されたことがあります。このような腎臓病の経過中に、心血管系の合併症で死亡する例が多いこと、最終的に透析治療に至ることになり、医療経済のうえでも大

表1．CKD 重症度分類(KDIGO CKD guideline 2012 を日本人用に改変)

原疾患	蛋白尿区分		A1	A2	A3
糖尿病	尿アルブミン定量 (mg/日)		正常	微量アルブミン尿	顕性アルブミン尿
	尿アルブミン/Cr 比 (mg/gCr)		30 未満	30〜299	300 以上
高血圧 腎炎 多発性嚢胞腎 移植腎 不明 その他	尿蛋白定量 (g/日)		正常	軽度蛋白尿	高度蛋白尿
	尿蛋白/Cr 比 (g/gCr)		0.15 未満	0.15〜0.49	0.50 以上
GFR 区分 (m*l*/分/1.73 m^2)	G1	正常または高値	≧90			
	G2	正常または軽度低下	60〜89			
	G3a	軽度〜中等度低下	45〜59			
	G3b	中等度〜高度低下	30〜44			
	G4	高度低下	15〜29			
	G5	末期腎不全 (ESKD)	<15			

(日本腎臓学会(編)：CKD 診療ガイドライン 2012. p 3, 東京医学社, 東京, 2012 による)
重症度は原疾患・GFR 区分・蛋白尿区分を合わせたステージにより評価する。CKD の重症度は死亡、末期腎不全、心血管死亡発症のリスクを ■ のステージを基準に、□、▨、▨ の順にステージが上昇するほどリスクは上昇する。

きな損失になることが挙げられます。しかも、CKD は適切な予防・医療管理で発症・進展を抑制させることも可能であるということからも重要となっています。

　CKD 対策の啓発と普及として、年々一般人や医学関係者へのキャンペーン活動が行われ、2009 年に改訂された「CKD 診療ガイド」は 2012 年には重症度分類が改訂されました(表1)。現在、CKD は国民の健康を脅かす重要疾患として認識され、その対策は厚生労働行政の一大目標となっています。

　腎臓病を早期に発見するという意味から、もっともっと読者の皆さんが腎臓および尿に対して関心をもって頂きたいのです。

CHAPTER 2

腎臓の排泄機能

魚や鳥のおしっこは

　それでは、同じ生物の仲間である魚や鳥などでは、どのようにしてこれらの不要産物を排泄しているのでしょうか。魚や鳥がイヌや人間のように、おしっこをしているのを見たことはありませんね。細胞の代謝により生じた窒素代謝の不要老廃物は動物の種類には関係ありませんが、最終的に排泄される終末産物が動物の種類により異なるのです。

■アンモニアのままで排泄

　水中で生活している動物のうち、特に無脊椎動物(背骨のない動物)や硬骨魚類(サメやエイなどを除く大部分の魚)では老廃物はアンモニアのままで排泄していることになります。アンモニアは水に非常によく溶解するために、水中生物にとっては好都合です。そのまま海水や水中に溶解してしまえば済むことです。

　ダイオウイカが2013年7月に東京で展示され、大混雑になるほどの反響を呼びました。このイカが何人分の刺身になるのかと考えた人がいるかも知れませんが、残念ながらアンモニア臭がひど過ぎて食には適さないということが報じられていました。

■爬虫類や鳥類は、アンモニアを尿酸に変えて排泄

　ヘビやトカゲなどの爬虫類や鳥類は、アンモニアを尿酸に変えて排泄します。草食性の哺乳動物の一部では馬尿酸に変えて排泄します。尿酸は水分には比較的難溶解性ですから、水溶物というよりは結晶成分として、つまり尿というよりも便に近い形で排泄されることになるのです。鳥類では総排泄腔のため、便も尿も一緒に排泄されることになるのです。飛行のために体重をできる限り軽

くするため、のべつ幕なしに便を排泄していますが、鳥類の便は何やら白っぽい色をしています。これは尿の中の尿酸の結晶が白い色をしているためです。

■大部分の生物は尿素という形で有毒なアンモニアを排泄する

大部分の生物は尿素という形で有毒なアンモニアを排泄することになります。このような動物は、草食動物を除く哺乳類の大部分、ワニやカメなどの爬虫類の一部、カエルなど両生類、軟体動物、棘皮動物、軟骨魚類(サメやエイの仲間)があります。この尿素は分子量が60ダルトンの小分子物質であり、水にもよく溶ける性質があります。しかも細胞内と細胞の外側部分の濃度が等しくなるという特徴が知られています。つまり細胞内にも均等に分布しているということになります。

■脊椎動物における代謝老廃物を排泄する方式

なぜこのような排泄形態の違いがみられるのかは、生物の進化の過程による不可思議な、神様しかわからない事柄なわけです。図1は脊椎動物における代謝老廃物を排泄する方式を表したものです。アンモニアによるか、尿酸によるか、尿素によるかを系統樹的に、動物の種類により分類したものです。

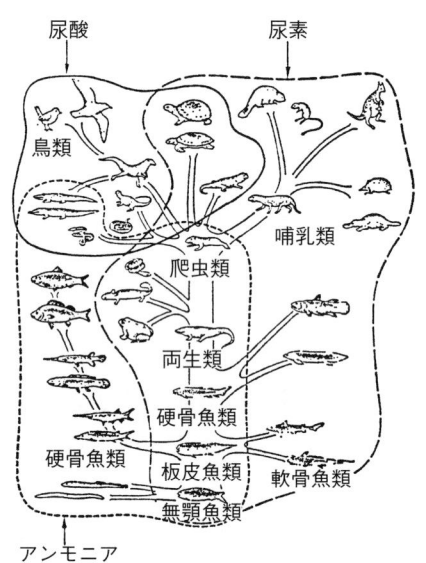

図1．脊椎動物の系統樹と窒素代謝(Schmidt-Nielsenを改変)

ヒトの場合には、主として尿素という形で排泄することになりますが、すべての窒素酸化物を尿素の排泄に頼るのではなく、尿の中には尿酸もアンモニウ

ム塩のような代謝産物も少量ながら含まれています。

腎の起源

では、このような、からだの内部環境を維持していく賢い臓器である腎臓はどのように出現・進化してきたのでしょうか。腎臓のおおもとは、ミミズなどの環形動物の腎管といわれる体節器官が起源になっているとのことです。すべての動物の代謝老廃物の排泄を司るために、さまざまな形態の排泄器官があるのですが、種の起源というものにも思いもよらない関係があるものと感心せずにいられません（図2）。

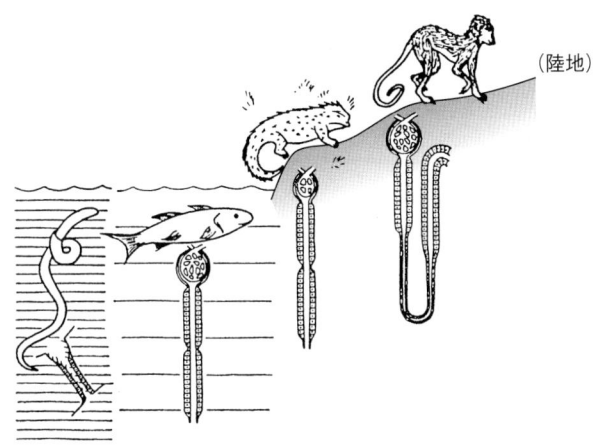

図2．腎臓の機能単位（ネフロン）の進化(Pitts RF による)

脊椎動物の腎臓は発生学的には中胚葉という組織から分化するといわれています。すべての腎のおおもとは体節と側板の間にできる腎節が腎の起源ということになるようです。最初に現れるのは前腎といわれるものからで、下等な脊椎動物、例えばヤツメウナギではこれが実際腎臓としての機能を行うことになります。軟骨魚類と爬虫類以上の動物ではこの前腎は退化し、痕跡的な器官になり、腎臓の作用を示さないことになります。さらに種が進化していくにつれ、前腎は萎縮・退化して、次に中腎という器官が出現してきます。これは軟骨魚類、硬骨魚類、両生類においては事実上の腎臓として機能することになります。腎臓の機能単位をネフロンといいます。

ところが、爬虫類以上の種になると、この中腎も退化してしまい、後腎が腎臓としての働きを示すことになります。したがって、ヒトの場合にはこの後腎が最終的な腎臓として存在するわけです。"後塵を拝す"というのはこういうことを指すのでしょうか。

■後腎は爬虫類、鳥類、哺乳類にみられる腎臓の起源

後腎は爬虫類、鳥類、哺乳類にみられる腎臓の起源というわけです。腎臓の中の尿細管という組織は体節と側板の間の腎形成層に由来し、尿細管の末端の集合管と尿が通過する膀胱に至る管である尿管は前腎管（中腎管）より生じることになります。この前腎管が尿が排泄される排出腔に開く直前で枝分かれし、これがいくつかに分枝して、後腎の髄質部である集合管になるとされています。いくつかに分枝した先に細胞が集合した塊となり腎胞が形成され、管状の細管が出現し、腎小体という濾過装置を形成し、その尖端は集合管に連絡するようになるといいます。このような複雑な腎の発生学については筆者にも理解困難な点もあり、文章だけでは抽象的な不詳の事柄になりますから、図3を見て納得しておいてください。

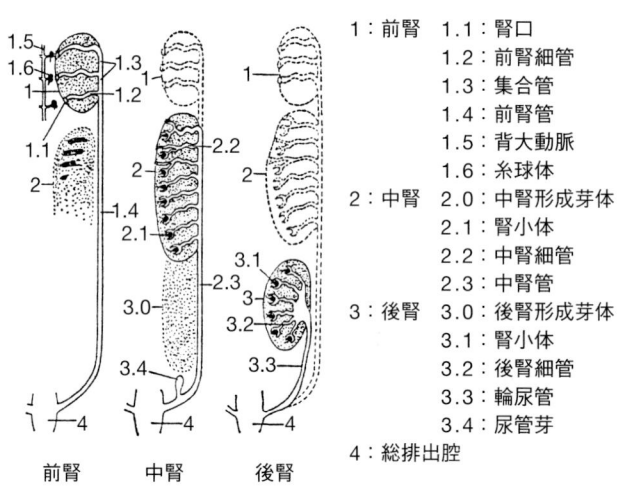

図3．脊椎動物の腎の発生を示す模式図（新池による）

尿管は動物の種により発生学的に異なり、爬虫類、鳥類、哺乳類では中腎管の一部が膨れ上がり、これが後腎の尿管になるとのことです。中腎管そのもの

は雄では輸精管、雌では中腎の退化とともに消失していくといわれています。

　膀胱についても、種によりその起源は異なっているといわれます。硬骨魚類の膀胱は前腎管由来のもので、その末端が膨らみ膀胱となっているのです。魚類ではこの膀胱が腎臓と同じような働きを示すことになります。両生類の膀胱は総排出腔の膨らみで、これは内胚葉性のものです。爬虫類と哺乳類は尿膜膀胱といわれるもので、大部分は総排出腔、残りの一部は中腎管の基部が合わさってできあがったものと言われています。

　先に述べたように、特に鳥類については膀胱がないことが特徴です。このため鳥では尿を溜め込んでおくことができないため、尿ができては出し、できては出ししながらチョビチョビ何度も尿を排泄することになるわけです。尿といっても軟便のような白っぽい尿酸の結晶であることは先にお話ししたとおりです。電信柱の上にとまっている鳥が、白い便とも尿ともつかないような排泄物を上からぽとぽと落として、自動車の屋根を白く汚すことがあるのを経験していることでしょう。

　このような発生学に従って、動物の種それぞれの独特な腎、尿管、膀胱ができあがることになるのですが、これ以降は主としてヒトの泌尿器系に限って話を進めていくことにしましょう。

■腎臓、尿管、膀胱、尿道は泌尿器系

　腎臓、尿管、膀胱、尿道は、尿が産生され、できた尿を体外に排泄する器官系であるため、これを泌尿器系といいます。このうち尿道は男性、女性共に生殖器系と関係しているため、合わせて泌尿生殖器系とも言われたりします。男性では尿道はペニスの中を通り、これは精液の通路と共通していることになります。女性では尿道の出口は腟前庭部に別に開口しています。このため泌尿器と生殖器とが一応、別になっています。

　このような位置関係から、尿路系と生殖器系が密接に連携しているためなのかどうなのかは知りませんが、尿に関することは何か恥ずかしいこと、人前では大きな声で話題にしにくいと思っていらっしゃる方が多いように思いますが、尿を排泄する行為、あるいは性に関することは人間である以上、避けて通ることのできない事柄です。特に、このようなことについては興味本位な、下ネタだけに終わらせないで正しい知識の理解が必要であると思われます。

ヒトの腎臓

では、ヒトの腎臓はからだのどこにあるのでしょうか。意外と、この臓器の場所がわからない人がいるようです。腎臓はからだの背中側、第 12 番目の胸椎と第 3 腰椎の間で、背骨の両側に存在します(図 4)。この位置関係は、腹部 CT 検査の写真をみると納得できるでしょう。普通の腹部単純 X 線検査によっても、おなかの中のガスが多くないという条件であれば、大きさや外観がかなりはっきりとわかります。腎臓は腸などを包む腹膜の後ろ側にあるため、後腹膜臓器として知られています。

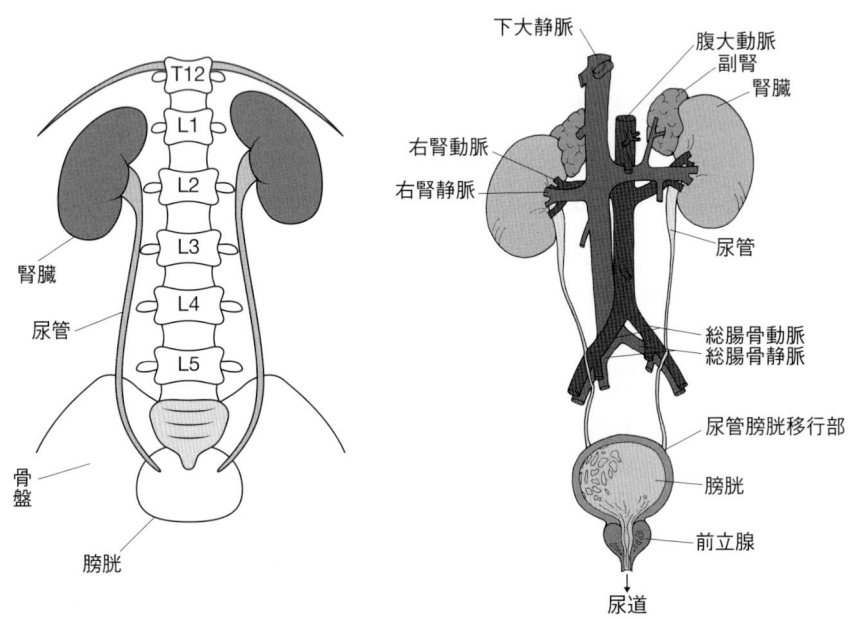

図 4．腎臓と下部尿路系

■腎臓の大きさは長径 12〜15 cm、短径 8〜10 cm 程度のそらまめ型をした臓器

腎臓の大きさは長径 12〜15 cm、短径 8〜10 cm 程度のそら豆型をした臓器(図 5)です。焼き鳥屋などでは腎臓のことを"まめ"と呼称するようですが、これは腎臓の形が本当に"まめ"に類似しているからです。実際、ラットの腎臓をみてみると、色といい、形といい、大きさといい、まさしく佃煮のいんげん

豆と同じです。因みにいんげん豆は英語で"kidney bean"、つまり腎臓豆というわけです。洋の東西を問わず、外国でも同じように豆と腎臓が類似していると考えていたことがわかります。

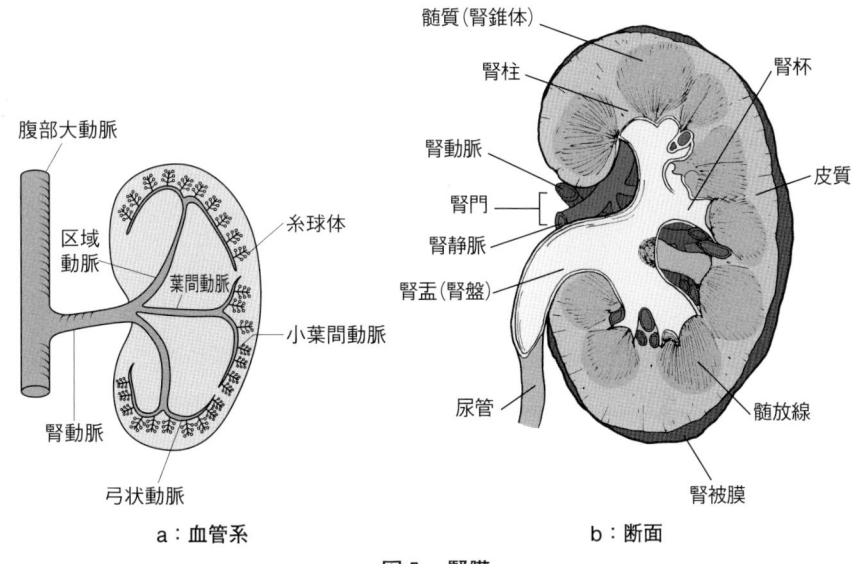

a：血管系　　　　　　　　　b：断面
図5．腎臓

　右側の腎臓の方が少し下に位置しています。これはヒトは立位になり、右側の腎臓の上方に肝臓があるため下方に押されることが影響しているとされています。1個の腎臓の重量は約120〜150gです。
　腎臓はこのように小さな臓器であるにもかかわらず、非常に重要な働きをしています。このことは、心臓から送られる血液量（心拍出量）の約30〜40％程度が腎臓に送られているということからもわかります。臓器あたりの重量比でみてみると、腎臓にいく血液の量（腎血流量）は予想以上に大きいと言えます。臓器あたりの血流量からみると、腎臓の働きが脳や肝臓などと同様に、からだにとって非常に重要であることを意味しているのです。私たちは黙々として、体内環境の清掃をしている、こまめに働く腎臓に感謝しなければなりません。
　また、腎臓は心臓から送られてくる血液を濾過する作用があります。その濾過を行うところが糸球体という組織です（図6）。大動脈から分かれて腎臓に入

■心拍出量の約30〜40％程度が腎臓に送られている

■糸球体において血液が濾過作用を受ける

る部分は腎動脈といい、この動脈はさらにいくつかの細い動脈に分かれていきます。動脈の尖端が次第に細く分岐して細動脈という血管になり、最後に糸くず状の血管からできた糸球体に入り込むことになります。この糸球体において、血液が濾過作用を受けることになります。

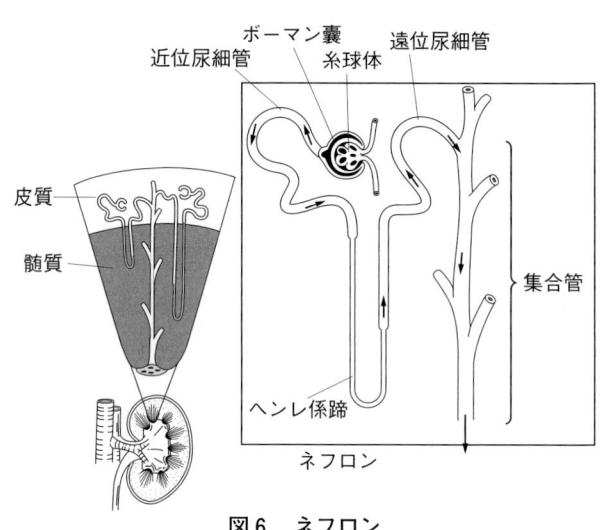

図6．ネフロン

しかしながら、この部分を通る血液がそのままずべて濾過されるのではなく、腎臓へ流入する血漿量（腎血漿流量）の約20％が濾過作用を受けます。濾過作用を免れた血液は静脈系から腎静脈になり、この後は大静脈から心臓に戻ることになり、からだを循環することになります。

■糸球体で濾過された濾液が原尿

糸球体で濾過された濾液を原尿といいますが、これがそのままずべて尿として排泄されるわけではありません。原尿という名前から示されるように、尿のおおもとですが、この中にはからだに必要なブドウ糖やアミノ酸などの物質が含まれています。糸球体で濾過作用を受けるのは、その糸球体の濾過膜を通過できる物質だけです。正常人の糸球体では赤血球や蛋白質などの大きな分子は通過できません。水分や塩分などの分子量の小さな物質はスイスイと濾過されます。

■血液の中の蛋白質を除いた成分が、その濃度のまま濾過される

不要老廃物である尿素やクレアチニンも小分子量のために容易に濾過されます。この作用は血液の中の蛋白質を除いた成分が、その濃度のまま濾過される（限外濾過作用）という特徴があります。

もしも原尿という尿が尿細管で再吸収や分泌などの修飾作用を受けずに、そのまま最終的に体外に排泄されてしまえば、たちまちヒトは日干しになってしまうのです。例えば1日に糸球体で濾過される水分量はドラム缶1個分の150～180 l、1分間あたり100～120 mlもの大量になるのです。これは60 kgの体重の成人のからだにある水分量の約5倍の量になります。

　このようなことから、からだに必要な物質は、濾されたものがそのまま最終的な尿に排泄されることのないように、糸球体に続く尿細管という部位において再吸収されることになります。水分やナトリウムなどでは糸球体で濾過された量の約99%は尿細管で再吸収されることになります。からだに必要なブドウ糖やアミノ酸は完全に尿細管で再吸収されます。薬物やカリウムなどの電解質の一部は尿細管を通過する間に、分泌されることになります。尿細管は構造的にも機能的にもいくつかの部分に分かれていますが、この尿細管を通過することにより最終的な尿の組成がつくられていくことになります（図7）。尿細管により修飾を受けた後、最後に集合管という部分を通過するときに、体内の水分の状況に応じて水分の再吸収状態が決まり、濃い尿になったり、薄い尿になったりするのです。尿として最終的に排泄されるのは糸球体で濾過された1%程度になります。

■尿細管を通過することにより最終的な尿が組成

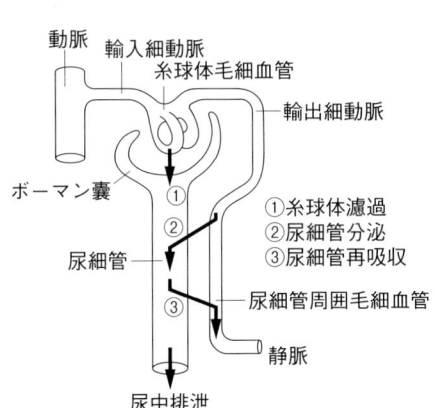

図7．濾過、分泌、再吸収の模式図

　集合管は漏斗状の腎盂という部位につながり、腎盂に溜まった尿は最終的な

尿として腎臓から尿管を経て、膀胱に送られることになります。膀胱にある程度蓄えられると、尿意を催し、尿道から体外に排泄されることになるのです。これが腎臓から尿道に至るまでのおしっこのなが—い旅路です。

この糸球体から尿細管・集合管という構造をまとめて、ネフロンといいます。ヒトの場合には、この機能単位であるネフロンは1個の腎臓に約100万個あると言われています。腎臓の機能について、もう少し詳しく述べていくことにしましょう。

■糸球体から尿細管・集合管の構造をネフロンという
■ネフロンは1個の腎臓に約100万個

中身を濃く

腎臓における老廃物の排泄機能は濾過機能ということから説明されます。老廃物というのは主として食事や体内の代謝により生じた窒素代謝産物からなっています。具体的には尿素窒素、尿酸、クレアチニンなどが臨床的に通常測定できる代謝産物です。このような老廃物を排泄することは、体内からゴミを取り除き、体内の環境を清浄化することになり、生きていくためには是非とも必要なことです。腎臓の機能の1つは、この環境整備のために作用しているとも言えるわけです。一般的に尿を不要老廃物の最終産物と考えているのは、このようなことからでしょう。

■尿素窒素、尿酸、クレアチニンなどが臨床的に通常測定できる代謝産物

腎臓での濾過はどのように行われるのでしょうか。この方法は1924年にRichardsらが両生類の腎臓を調べたことから始まるとされています。ごく細いガラス管を、腎臓の糸球体を取り囲むボーマン嚢という構造の中にさし込み、その中の濾液を採取して、血液の成分と比較したわけです。これによると糸球体で濾過された濾液、これを原尿というのですが、これは血漿成分とほとんど同じ成分を示しているのです。ところが、この中には血球成分はもちろんのこと蛋白質も含まれていないことがわかりました。

蛋白質のような分子量の大きな物質を除けば、糖やアミノ酸も、ナトリウムやカリウムやカルシウムなどの電解質も、尿素、尿酸やクレアチニンといわれる不要老廃物の濃度も血漿の濃度と同じであったというわけです。これは糸球体で濾過される物質は血漿の成分が非選択的に濾過される限外濾過という方法で行われることを意味しています。ちょうど濾過膜に孔があいており、この孔を通過することのできる物質はすべて等しく濾過作用を受けるということで

す。物質によっては、濾過作用だけで排泄されることもあれば、その後に続く尿細管において体内の必要度に応じて再吸収や分泌という作用を受け、最終的に尿として体外に排泄されることになるわけです（図8）。

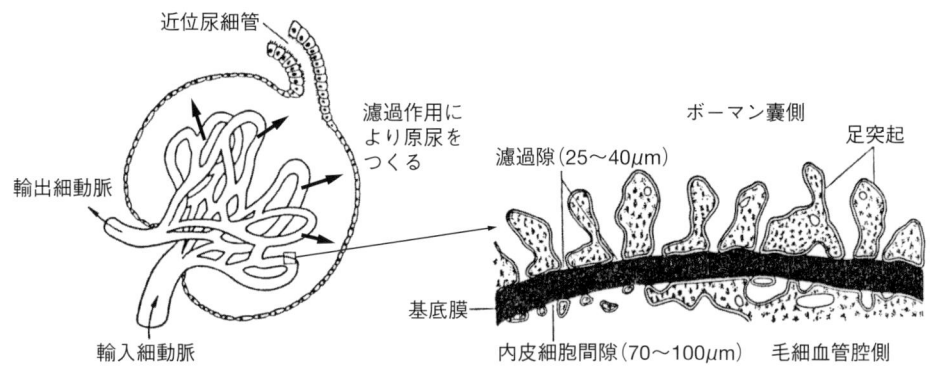

図8．糸球体の構造と基底膜の電顕像

クリアランスセール

　目や耳の場合には視力検査あるいは聴力検査として、細かな文字や記号がどこまで見えるとか、低音や高音の音がどこまで聞こえるかということで評価しますが、腎臓の働きを検査するにはどのようにするのでしょうか。まさか、尿の出具合をチェックするわけではありませんね。たくさん尿が出れば、それだけ腎機能がよいとは必ずしも言えません。

　腎臓の働きは多種多様なものがありますから、たった1つの検査で済むものではありません。腎臓の主要な働きである老廃物の排泄という機能や、からだの中の液体や組成を調整する機能、酸やアルカリの調節機能、尿を濃くしたり薄くしたりする機能などさまざまあります。一般的には腎機能は老廃物の排泄機能により、おおまかに評価されています。特に腎臓から老廃物を、どの程度濾過させることができるかという働きをみることです。

　ある物質が腎臓で濾過される割合はどの程度かを調べる方法にはクリアランスという方法が用いられます。しばしば年末などのデパートではなんとかクリアランスセールという言葉が用いられていますので、なじみの深い言葉と言え

■クリアランスは清掃率ともいわれる

るでしょう。このクリアランスというのは清掃率ともいわれ、ある単位時間内にどの程度ある物質が完全に除去されるのかを表現する言葉なのです。歳末クリアランスというのは、歳末の期間内に大安売りをしてでも、ある商品を完全に売り切ることを目的として販売することを意味したものでしょう。このコピーを最初に発案したのは、どのような知識のある人だったのでしょうか。

■糸球体濾過値（GFR）

　腎臓がある物質をある期間内に、どの程度濾過することができるかの能力（糸球体濾過値、GFR）を知るためには、まずある物質が単位時間内に腎臓から排出される量（尿中排泄量）と血漿中のその物質の濃度（血漿中濃度 P）を知る必要があります。ある期間内（単位時間）というのは1分間でも、1日でもいいわけです。尿中排泄量というのはある物質の尿中濃度（U）と単位時間の尿量（V）

■クリアランスは単位時間における尿中排泄量と血漿中の濃度の比

の積として求めることができます。したがって、クリアランスは単位時間における尿中排泄量と血漿中の濃度の比を計算することから求められるわけです。

　　ある物質のクリアランス（C）＝単位時間における尿中排泄量／血漿中の濃度
　　　　　　　　　C＝UV/P　（ml/分）

　この場合に注意することは、ある物質というのが腎臓（糸球体）で完全に濾過作用を受け、その後の尿細管では吸収とか分泌とかの影響を一際受けない物質でなければならないという条件が必要なのです。このような条件を満たす物質はGFR測定物質といわれ、現在のところ限られた物質しかありません。ダリアの根から抽出されるイヌリンという多糖類、チオ硫酸ナトリウム、ある種のアイソトープなどが有名ですが、筋肉の代謝老廃物であるクレアチニンという物質もほぼこの条件に合致すると考えられています（図9）。

■1分間あたりに濾過される割合は約100〜120 ml

　クレアチニンクリアランスの検査は糸球体濾過値（GFR）を意味することになります。1分間あたりに濾過される割合を求めてみると、約100〜120 mlということになります。これは1日あたりに換算すると、約150〜180 lという膨大な量になるわけです。

■腎臓では1日約180 lもの血漿が濾過される

　簡単にいうと、クレアチニンなどの老廃物を排泄するために、腎臓では1日約180 lもの血漿が濾過されているということなのです。また、このGFRを調べることにより、腎臓の機能がどの程度なのかを逆に知ることができます。客観的な腎機能の評価として、イヌリンクリアランスが最も正確ですが、臨床の

2 腎臓の排泄機能

ある物質(X)のクリアランス(C_X)は血漿中の濃度(P_X)、尿中の濃度(U_X)および分時尿量[V(ml/分)]より求められる。

$$\therefore C_X = \frac{U_X \cdot V}{P_X} \text{(ml/分)}$$

濾過量(a)＝血漿中の濃度×GFR
排泄量(b)＝尿中の濃度×分時尿量

a＝b より　GFR＝$\frac{\text{尿中濃度×分時尿量}}{\text{血漿中濃度}}$ (ml/分)

　　　　　GFR＝C_X

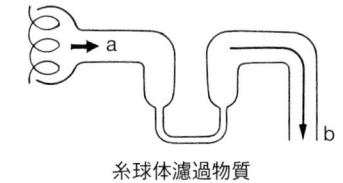
糸球体濾過物質

図9．クレアチニンクリアランスの求め方

場ではクレアチニンのクリアランスにより、GFRの測定検査が行われています。

　このような糸球体の機能を調べることにより、腎機能の客観的な評価ができます。正常の腎機能を100％とすれば、この比率が低下するにつれて、腎臓の働きが低下するわけです。ここで注意しておかなければならないことは、この糸球体機能と尿を濃くするような尿細管の機能とは必ずしも一致しないことがあるということです。一般的な腎臓病である糸球体腎炎では概ね平行しますが、慢性腎盂腎炎では糸球体機能に比べて特に尿細管の働きが低下するのが特徴です。このようなことから糸球体の濾過機能だけではなく、尿の濃縮・希釈機能なども検査することも大切です。

■腎機能が低下すると、尿を濃くする力も低下

■腎不全では、尿を濃くしたり尿を薄くする能力がなくなる

■慢性腎不全では夜間多尿に

　一般的には腎機能が低下すると、尿を濃くする力も低下してきます。逆に言うと、尿を濃くする能力があれば、腎臓の働きとしてはそれほど悪くはないということが言えます。実際、腎機能が低下してくる腎不全という状態では、尿を濃くしたりあるいは尿を薄くしたりする能力がなくなってきます。このため尿の濃さは血液の濃さと同じくらいになってしまうのです。このような尿を等張尿といいます。同じ老廃物を排泄するために、それだけたくさんの水分を必要とすることになり、尿量が増すことになるのです。慢性腎不全という状態では、このため夜間多尿ということが認められるのです。

　腎機能が正常の50％以下になれば、尿素窒素やクレアチニン、尿酸などの老廃物が血液中に蓄積するようになります。このような状態が続くと、血液中の濃度はどんどん増加することになり、高窒素血症、いわゆる腎機能障害、腎不

全状態にあることを意味します。さらに腎機能が低下して、正常の10%以下になれば尿毒症といわれる状態になり、生命の危険が生じることになります。このようにGFRをもとに、腎機能を評価することができるわけです。

キンニクマンでは

また腎機能を知るためには、血漿中の尿素窒素、クレアチニンの濃度を測定してみるのも1つの方法です。このような老廃物は腎機能により排泄が決まるため、腎機能が低下してくると血液中の濃度が増加するわけです。これを逆手にとれば、これらの血漿中の濃度から腎機能を知ることが可能になるという理由になります。血漿クレアチニン濃度や血液尿素窒素の値とGFRとの間には、半双曲線の関係にあります。腎機能の低下に伴って、血液中の濃度が増加するという関係です（図10）。

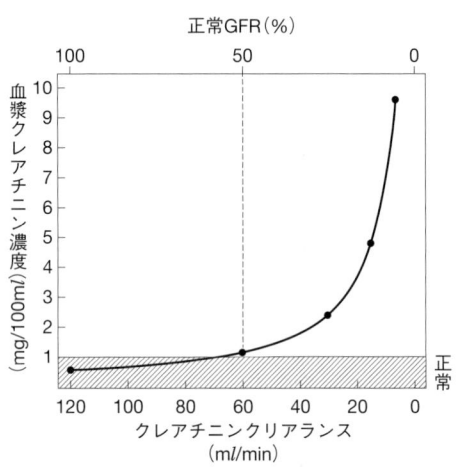

図10. 血漿クレアチニン濃度とクレアチニンクリアランスの関係

しかしながら、このような血液中の濃度の測定方法では、腎機能が正常の50%以下にならなければ血漿中の濃度の異常は認められないことから、50〜100%の間の腎機能の評価についてはわからないということになります。したがって、この方法はあくまで概算値であり、正確にはクリアランス法により求

2 腎臓の排泄機能

めるべきでしょう。

■正常人ではBUNは20 mg/dl未満、血漿クレアチニン濃度は1.0 mg/dl未満

　正常人では、血液尿素窒素値（BUN）※は20 mg/dl未満、血漿クレアチニン濃度は1.0 mg/dl未満の値を示します。血漿クレアチニン濃度は男性と女性では正常値の範囲は多少異なります。血漿尿酸濃度も男性と女性では若干異なりますが、6.5 mg/dl以下の値を示します。これらの値も低ければよいというものではなく、低過ぎてもなんらかの異常を考えることになります。

■血漿クレアチニン濃度は体内の筋肉の老廃物

　血漿クレアチニン濃度は体内の筋肉の老廃物であり、筋肉の崩壊などによりクレアチンからクレアチニンに変換し、その産生量と排泄量が一定しています。このため同じ人であれば、血液中の濃度はある一定の値を保っているのです。

■男性では血漿クレアチニン濃度は高く、女子や筋肉の少ない人ではその濃度は低い

ヘラクレスのような筋肉モリモリのスポーツマンや男性では血漿クレアチニン濃度は高く、女性や筋肉の少ない人ではその濃度は低い値を示すことになります。もちろん女性でもスポーツウーマンであれば、筋肉を消費するため、血液中の濃度は高くなります。しかしながら、腎機能が正常である限り1.0 mg/dlを超えることはありません。この濃度は食事などによる影響はなく、主に腎機能により、血中濃度は自ずと決まってしまうことになります。

　これに対してBUNは単に、腎機能だけにより決まるものではありません。肉や魚などの蛋白質の多い食事を摂取した場合とか、腸の中に大量の出血をした場合とか（この場合も血液中の蛋白質を負荷したことと同じになります）、感染症や熱量不足などで細胞が崩壊するような状態であれば、腎機能の値に合致しない程度の値を示すことになるわけです。このような意味から考えると、腎機能を正しく評価するという点からは、血漿クレアチニン濃度の測定よりも、BUNの検査は精度のうえからは劣ることになります（図11）。

　しかし、全然無意味な検査というわけではありません。このような食事の蛋白質の量に左右されるということは、次のような応用が可能であることになります。普通食に比べると、蛋白質をたくさん摂取した場合には、同じ腎機能であってもBUNの値は高くなり、蛋白質の摂取を制限すれば、BUNの値は低く保つことができるというわけです。腎機能が低下してくれば、食事の蛋白質

■食事の蛋白質を制限することで血液尿素窒素値を低く保つ

※：慣用的に、BUNという用語が使用されていますが、正確には血清中の尿素の濃度という意味からSUN（serum urea nitrogen）といいます。

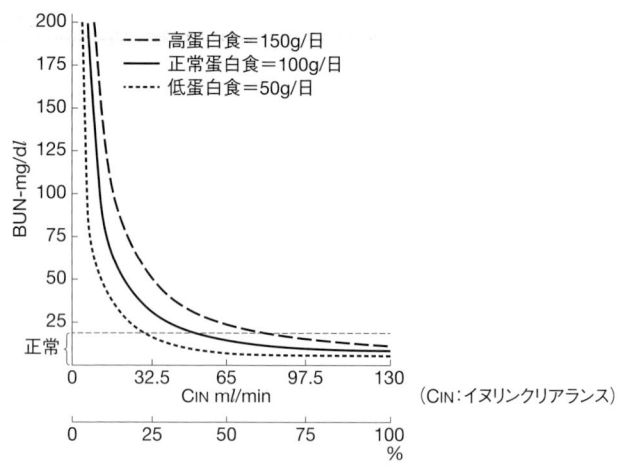

図 11. 摂取蛋白量、BUN、GFR の関係

を制限することにより BUN を低く保つことができるということを利用したのが、腎機能障害者への低蛋白の食事療法です。蛋白質の摂取制限は尿素の産生を抑え、尿毒症になることを防ぐことになるからです。このような効果を期待するには、十分な熱量を摂り、細胞が崩壊するのを防止しなければ意味がありません。低蛋白食、すなわち低栄養食では決してないのです。

　腎機能の評価のうえからは、血漿クレアチニン濃度や BUN を単独で測定するよりも、むしろこの両者を同時に測定することが腎機能の評価、あるいは腎不全に行われる食事療法の効果判定に有用なことになるのです。この比は通常の場合 10 程度の値を示します。例えば、腎不全の場合ですと、血漿クレアチニン濃度が 10 mg/dl、BUN 100 mg/dl であれば、その比はちょうど 10 なわけです。ところが、低蛋白の食事療法が厳格に行われていると、その比は 10 以下になります。例えば血漿クレアチニン濃度が 10 mg/dl であれば、BUN の値は 60 mg/dl となるわけです。慢性腎不全の蛋白制限食という食事療法は、このようなことが根拠となっているのです。

風が吹けば

■尿酸の濃度も腎機能が低下するにつれて増加する

　血液中の尿酸の濃度も、腎機能が低下するにつれて増加してきます。この尿酸が増加したらすぐに痛風と短絡的に考えてしまう人が多いようです。血液中の尿酸の値は循環血液量が減少したような場合や著しい腎機能障害時では、その濃度は二次的に増加することになります。このような高尿酸血症の場合には、本来の痛風のように足の親指が腫れたり、痛みをもたらすという症状は必ずしも認められません。

　痛風というのは風が吹いただけでも、痛みが走るほど相当ひどい関節痛が出現するとされるため"痛い風"という名前が付けられていたのですが、昔からこの病気は贅沢病とされ、王侯貴族や贅沢三昧の美食家にみられたといわれてきました。実際、戦時中のように、食べるものはない不自由な環境であれば、糖尿病と同じように、このような病気は出現しないものなのです。まさしく現代病ともいえます。贅沢は敵だとされた時代と、贅沢は素敵だという時代の差でしょうか。

■核酸の終末産物

　尿酸は食事から摂取されるプリン体というものに由来しています。プリン体といっても、焼プリンなどのような皆さんの好きなプリンではありません。これは細胞の核に存在する遺伝情報の受け渡しなどの重要な役割がある核酸の終末産物で、いわゆる代謝老廃物の一種になります。ですから腎臓の機能が悪くなれば、当然排泄不良となり、血液中に蓄積するわけです。しかし痛風の場合には尿酸の産生がまず第一に増加しているために血液中の濃度が増しています。尿酸の血液中濃度が増すと、尿酸の結晶が関節の周囲や腎臓の中に溜まり炎症を起こすことになります。一番有名なのが足の親指の付け根の関節MTP

■痛風結節

関節(metatarsophalangeal, 第一中足趾関節)あるいは耳介に痛風結節を生じることです。痛風も最終的には腎臓の働きを悪くすることになり、悪循環が出現するわけです。

　痛風は現在ではコントロール可能な病気です。早期に発見すれば、尿酸の排泄を促進する薬や尿酸の産生を抑制する薬を服用することにより血液中の尿酸濃度を低下させることは可能になったのです。もちろん多少の美食は慎んだ方がよいでしょう。尿酸をたくさん含むのは、蛋白質に富んだ食品、肝、臓物類、

ビールなどのアルコール類などが挙げられます。

尿酸というのは不思議な物質です。尿酸の代謝が異常に高まって、尿酸値が非常に高くなっている人がいます。これはニッシュナーハン症候群という病気で、自分の皮膚をかみきるなど、自損傷の行為を示すという珍しい病気です。

■尿酸の濃度が高い人ほど闘争心が強い

これは極端な例ですが、血液中の尿酸の濃度が高い人ほど、闘争心が強いといわれています。ストレスをものともせず、果敢に挑戦する人には高尿酸血症が認められるということです。このような人に、痛風の治療薬として尿酸の値を下げる薬を与えて、濃度を低下させると、途端に元気がなくなってしまうとか……。

無駄には出さない

■尿の大切な役割は体内の不用老廃物を排泄することと体液の量と組成を一定にすること

尿の中にはさまざまな物質が溶けています。尿の大切な役割は体内の不要老廃物を排泄することに加えて、細胞の中の容積や組成、からだの中の環境、特に細胞と細胞を取り巻く細胞外液という体液の量と組成を一定にする働きがあります（内部環境の恒常性）。

この働きは細胞が正常に機能するためには不可欠なことです。例えば、味の濃い食事をして塩分を過剰に摂った場合には体内の塩分が過剰になってしまいます。健康なからだでは、体内の水分も塩分もある一定の量と組成を維持することにより平衡状態を保っているのです。このため体内に余分な塩分を排泄する必要があります。この結果、腎臓は過剰な塩分を濾過して尿として排泄しなければなりません。

例えば漬け物や塩味の濃い食物を摂取すると、尿の中には通常よりも余分な塩分が含まれることになります。

■水分や塩分が溜まってしまうと、からだがむくむ

もしも、からだの中に過剰に摂取した余分な水分や塩分が溜まってしまうと、体液量が増加して、からだがむくんでしまうことになるのです。血管の中だけでなく、細胞の外側の組織（間質）中に水分と塩分が貯留した状態がむくみ（浮腫）という病的状態です。このときには体重が増加したり、血圧が上昇したりします。このようなことのないように、腎臓は尿として過剰な水分と塩分の量を排泄して調節しています。

但し健康な人でも、直ちに過剰な水分や塩分を排泄するというのではなく

少々時間がかかります。中華料理や塩分の多い食事を摂取した場合には、腎臓が余分な水分と塩分を排泄するまでに時間がかかるため(time lag)、翌朝から翌日までなんとなく手足の膨れぼったいことを経験したことがあるでしょう。もしも、このようなむくみっぽい感じが数日間も続くと、塩分を調節する腎臓の働きが弱っていることを考えないといけません。

　尿の成分の大部分は水分が占め、93〜95％に及びます。正常人では尿の中には蛋白質や糖分は認められません。腎臓は非常に優秀な臓器で、からだに必要な物質はきちんと再吸収して、無駄に体外に喪失することはしないのです。老廃物としての尿素の割合は約2％くらいですが、そのほかに代謝老廃物である尿酸が0.05％、クレアチニンが0.075％、アンモニウム塩は0.04％になります。さらに、ホルモンの分解産物なども排泄されることになります。

■電解質も水と同じように正常の状態では、摂取量と排泄量の間に常にバランスがとれている

　ナトリウム塩(食塩)は食事中の摂取量により尿中に排泄される量が異なってきますが、一般的な食事を摂取している場合には0.95％程度含まれます。このほかに余分なカリウムやカルシウム、リンなどの電解質(ミネラル)といわれる成分が認められます。このような電解質も水と同じように正常の状態(定常状態)では、摂取量と排泄量の間に常にバランスがとれていることが特徴です。極端に塩分の摂取を制限している場合には、尿中には塩分がほとんど認められないくらいにもなるわけです。

　例えば、南米に住むヤノマノ族というインディアンは食物を摂取するのに塩分を摂らない(付加食塩といって味付けをする塩分が0)といわれています。高血圧の出現に食事の中に含まれる塩分が関係するという説明で有名になった種族です。この人たちには高血圧がなく、尿の中には塩分(ナトリウム)はほとんど排泄されていないということです。もちろん食物自体の中に含まれる塩分があるわけですが、この部族では現代人のような加工食品を摂取するわけではありませんから、ほんの少量の塩分しか自然食品中には含まれません。

■摂取する塩分の量と排泄される塩分の量がバランスがとれている

■1日10g以下の食塩摂取量が好ましい

　前述のように、摂取する塩分の量と排泄される塩分の量がバランスがとれているわけです。日本人の場合には食塩の摂取量は個人個人さまざまで、東北地方では1日25g程度の食塩を大量に摂る人もいると言われています。このような大量の食塩の摂取は、健康に好ましくないため、世界保健機関(WHO)の勧告によれば1日10g以下の食塩摂取量が好ましいとされています。このよう

に塩分摂取量については実際的には個人差が大きいため、正常人の尿中に排泄される塩分量はどのくらいまでが正常値であるかは、本来設定できないことになります。正常人では摂取量と排泄量のバランスをとっていることに意味があるからです。

　腎臓という臓器は体内の環境を正常に維持するために、どのような食事を摂っても体内に負荷された量を正確にキャッチして余分な量を排泄し、逆に摂取量が少なければ体外に排泄する量を抑えて体内のバランスを保とうとすることになります。このため腎臓は体内の賢い化学者ともいわれるわけです。腎臓はまず収入を第一に考えます。収入に見合った量の物しか、消費しないということになるのです。収入が少なければ、消費する量は抑え、なるべく使わないようにしますし、収入が多ければ、ドーンとたくさん消費しようとします。しかしながら体内の糧（かて）になる貯金額は常に一定の量を確保しておくというわけです。

　このような老廃物を排泄し、体内の水分や塩分を調節する腎臓の働きが十分に行われなくなると、体内に不要老廃物が蓄積し、体液の異常が生じて、いわゆる尿毒症という状態が出現します。腎臓の働きが正常の10％以下になると"末期腎不全＝尿毒症"という全身的な多彩な症候が出現するわけです。これは腎臓の働きがないのと同じことですから、正常人のように巧妙に摂取量と排泄量のバランスをとることはできなくなってしまいます。そのほかにも、腎臓が行っている働きが発揮できなくなってしまいます。このようなことから尿毒症の症候を理解することにより、逆に腎臓の働きを推測することができます。

■腎臓の働きが正常の10％以下になると、末期腎不全＝尿毒症が出現する

■ 血液の中に尿が

　尿毒症は英語で"uremia"といいます。これは urine in the blood、すなわち血液の中に尿が入っている状態を意味する言葉です。腎臓にはからだにとって重要な、さまざまな働きがあることが理解できたと思います。非常に大切なことという意味に、"かんじん要"という言葉がありますが、このかんじんというのは、肝心とも書きますが、肝腎とも書かれます。どちらが正式かとさまざまな辞典で調べてみると、「広辞苑」でも「岩波国語辞典」や「角川国語辞典」でも肝心と肝腎の両方が採用されています。肝心の方が一般的な書き方になっ

ていますが……。

　これを考えてみますと、腎臓の方はからだには2個ありますから1個しかない心臓の方が正式なのかも知れません。腎臓は本来2つの臓器からできていますが、なんらかの理由で1個になっても、残りの腎臓が代償性に大きくなるため生存することは可能だからです。いずれにしろ肝臓も、腎臓も、心臓もからだにとっては欠くことのできない重要な臓器であることを示しているものです。

　さて以上の腎臓の働きをまとめてみると、**表2**のような働きのあることが示されます。

表2　腎臓の働き
1. 主として体内代謝の結果生じた老廃物を体外に排泄する臓器
2. 体液の浸透圧調節のために、水分の排泄を調節する臓器
3. 血液中のいろいろな成分の組成を一定にするために電解質を調節する臓器
4. 体内のアルカリ性または酸性物質の排泄を調節して酸塩基を維持する臓器
5. 血液の造血作用を促進するホルモンを産生する臓器
6. ビタミンDを最終的な活性物質とする臓器
7. 水・電解質などを調節するホルモンが作用する臓器および、それらを微調整するホルモン様物質を産生する臓器
8. ホルモンや蛋白質を分解する臓器
9. 有害な物質や不要物質の排泄を行う臓器

　腎臓の機能およびその組織が荒廃するとこれらの作用すべてが認められなくなるのです。この結果、からだはいわゆる尿毒症と言われる状態に陥ることになるわけです。つまり、健康時ではこのような作用により、血液の中には老廃物が異常に蓄積されておらず、水や電解質と言われる組成も一定の範囲内に保たれていたわけです。

　ところが腎機能が荒廃する結果、血液の恒常性は保たれなくなります。老廃物が蓄積するということは尿素窒素などが血液中に溜まり、高窒素血症と言われる状態になります。正常人の血液中の尿素窒素の値は 20 mg/dl 以下に保たれていますが、この値が 100 mg/dl 以上にも増加することになります。このような老廃物は尿毒症のさまざまな症状を引き起こす物質、毒素として作用することが知られ、このため尿毒症性物質（尿毒症性毒素）と言われ

ます。

　体液の恒常性が破綻することから、水や電解質などの異常もみられます。体内の水分が排泄されなくなり、むくみ（浮腫）を形成することにもなります。足や、眼窩周囲にむくみが出現するだけでなく、著しくなると胸（胸水）やお腹（腹水）にも水分が貯留するようになります。このような体液量の過剰傾向は摂取する水分量を制限することにより、ある程度防止することが可能です。支出する方が調節不可能になれば、収入の方で調節するしかないわけです。これにより腎不全における食事療法として蛋白質、水・塩分の制限が行われるというわけです。

■ 全身隈なく

　末期腎不全の電解質の変化は特徴的です。水分の貯溜傾向により血清ナトリウム濃度は低下傾向になりますが、体内のナトリウムが必ずしも不足、欠乏しているわけではありません。一般的には体内のナトリウムは過剰なことが多いのです。このため食事の塩分摂取量は制限しなければなりません。塩分が過剰であると、浮腫や高血圧などが出現します。カリウムという電解質も特徴的です。血清カリウム濃度は増加し、高カリウム血症の程度が増すと筋肉・神経の異常や不整脈を生じ、著しくなると心臓停止という状況になるほど恐いものです。尿毒症になるほどに腎機能が荒廃すると、食事からのカリウムの摂取制限をしなければ生命の保障はできなくなるのです。

　カルシウムやリンの異常も尿毒症では特徴的です。低カルシウム血症、高リン血症、高マグネシウム血症が認められます。このような変化は腎臓の排泄機能障害だけによるのではなく、内分泌的な作用の障害に基づくものです。荒廃した腎臓の組織からビタミンＤの産生が障害されることにより、このような変化が出現するのです。これは二次的に副甲状腺ホルモンの分泌を促進することにもなり、腎機能障害に特有の骨の障害（腎性骨症）の原因となるのです。

　腎臓は酸の排泄を調節していますが、尿毒症では酸排泄が不可能になります。血液の酸度が増し、酸性の血液が強くなると、アシドーシスという状況（尿毒症性アシドーシス）になります。この結果、細胞の代謝がうまくいかず、さらにからだの反応として骨のアルカリを放出するため骨がもろくなりやすいことにな

■体内のナトリウムは過剰

■高カリウム血症が増すと不整脈を生じ心臓停止

■ビタミンＤの産生が障害

ります。

　そのほかに、貧血が著しくなり、血液が正常人の約半分の濃さに陥ります。高度の貧血のため、息切れ、疲れやすさ、倦怠感、呼吸困難などの症状は必発です。先に述べた尿毒症性毒素の影響で、全身的にさまざまな症状が出現することになります。それこそ頭の先から足の先まで多彩な症候が認められます。透析療法が普及する前までは、尿毒症は致死的な状態で、成すすべもなくただ昏睡に至るのを見守っているような状況でした。しかし、現在ではこのような末期的な尿毒症の状態をみる前の段階で、透析療法に導入されることになっています。

■高度の貧血で息切れ、倦怠感、呼吸困難などの症状が必発

　脳・神経系の障害として、意識障害から昏睡に至る尿毒症性脳症、しびれ感や知覚異常を示す末梢神経障害、自律神経系の障害などがあります。心血管系の障害としては心不全、心外膜炎、高血圧、不整脈などさまざまな影響が出現することになります。呼吸器系の障害には肺に水が溜まる尿毒症性肺臓炎としてうっ血肺が有名ですし、食欲不振、嘔気・嘔吐、下痢などの消化器系の障害は最初に認められる症状です。腎性骨症、腎性貧血、出血傾向なども特徴的です。内分泌的な障害もあり、生理不順やインポテンスなどが出現することがあります。目の障害にも眼底出血、尿毒症性網膜症、赤目症候群が知られています。皮膚病では、爪の異常、全身瘙痒症などもあります。尿毒症の原因としては一般的な慢性腎臓病だけではなく、最近では糖尿病による腎障害が最も頻度が高く、高齢者や高血圧の結果生じる腎硬化症などの原因もあります。このような場合には、尿毒症だけの症状ではなく、原因となる疾患の合併症により修飾されることにもなります。

週に 2、3 回も

■透析療法により生命は保証

　このような尿毒症は、現在では透析療法という治療法により生命は保証できますし、慢性的な透析療法を継続することにより、社会復帰も可能になるまでに治療法は進歩し普及しています。透析療法は 1970 年頃よりわが国に導入され、一般的な治療法として確立したことになります。わが国の慢性透析患者数は人口あたりの患者数が世界で最も多いことが知られています。2012 年末の日本透析療法学会（現在の日本透析医学会）の統計調査によると、約 31 万人、言い

換えると国民約411.4人に1人の割合で透析治療を継続している人がいるということになるのです。このようにわが国の腎臓病患者さんは恵まれているといっても、たくさんの問題点があるのです。

　腎臓の働きを人工的な機械により代行するわけですから、週に2〜3回、1回4時間程度の治療を生涯にわたって続けなければならないのです。治療を受ける本人の苦労も大変ですが、家族や周囲の協力も並大抵のことではありません。さらに、保険医療、医療経済という点からも、財政を圧迫しているという事実は否めません。

　このような点からも、腎不全に至る前に腎臓の異常を発見し、早期に適切な治療をすることにより腎不全への進行をくい止めることが現在求められていることですが、以前から学校や職場などでの定期検診では検尿が行われるようになり、世界的にも慢性腎臓病に対するキャンペーン活動（CKD対策）が行われてきています。腎臓疾患への理解が得られるようになってきたことは、腎臓病を専門とする筆者にとってもうれしいことです。

CHAPTER 3

腎の調節機能

体液量調節の役割

■ 水気たっぷり

■総水分量は体重の約60%

　私たちのからだは一般的に体重の約60%を水分が占めています。この量を総体液量(総水分量)といいますが、この量は年齢、性別、肥満の程度などにより異なります。例えば、赤ん坊はみずみずしいと言われるとおり、その量は体重の80%近くを占めます。ところが、高齢者は体重の約50%近くまで減少してきます。皮膚に触れてみればわかりますが、赤ん坊の皮膚はすべすべしているのに対して、高齢者ではガサガサした感じで、水分に乏しいことが理解できます。

■ 脂肪の塊

■体重あたりでみると男性の方が水分が多い

■女性では体重に占める脂肪の量が多い

　それでは、性別の違いによってはどのような影響があるのでしょうか。男性と女性において、どちらが水分が多いのかというと、予想に反して体重あたりでみると男性が水分が多いということになります(図12)。水も滴るいい男というのはこの状態をいうのでしょうか。女性の皮膚の滑らかな質感の感じから、女性の方に水分が多いと考えてしまうかも知れませんが、これは誤りなのです。この理由は、女性は体重に占める脂肪の量が多いからなのです。水と油が馴染まないように、脂肪組織には水分はほとんどありません。体内の組織のうちでも骨や歯などの硬い組織には水分含有量は少ないのですが、脂肪組織のような軟らかな組織の場合にも水分含有量は少ないことになります。この結果、女性

■女性の総水分量は体重あたり約55％程度

のまろやかな、曲線美のもとである脂肪組織の影響により、女性の体内の総水分量は体重あたりで約55％程度になるわけです。

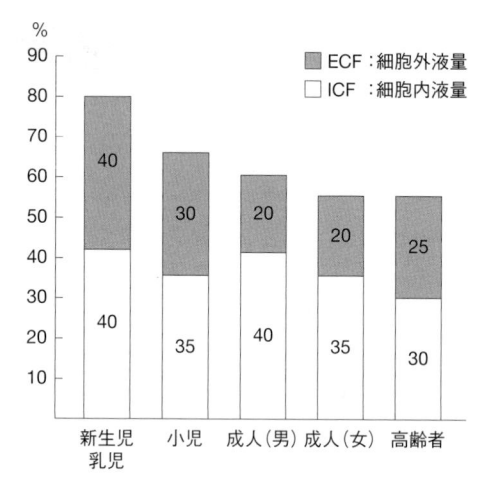

	新生児乳児	小児	成人(男)	成人(女)	高齢者
ECF：細胞外液量	40	30	20	20	25
ICF：細胞内液量	40	35	40	35	30

図12. 体液量の区分比（体重あたりの％）
年齢や性別のほかに肥満、やせなどによる違いがある。

　モーパッサンの小説に"脂肪の塊"があります。脂肪は女性の女性たる部分に蓄えられていますが、これは原始時代の名残。食糧難の折に、体内の脂肪を栄養分として利用しようとする神様の貴いご配慮ということになるわけです。特に妊娠時から授乳時にかけては乳房からお尻にかけてはふっくらと脂がのることに相成ります。

■体重あたりの体内水分量はやせた人の方が多い

　同様の理由から肥満者とやせた人を比べると、体重あたりの体内水分量はやせた人の方が多いことになるのです。肥満者では当然脂肪組織による影響が大きいため、水ぶくれにはならず、いわゆる脂肪ぶくれになっています。このため体内総水分量は体重の約50％程度と言われています。中年になってからいろいろなストレスで食べ過ぎると、今度は二段腹、三段腹となり、血管の中にまで脂だらけになって、動脈硬化やら狭心症やらで、早くも死亡届けなどにならないようにご注意あれ。

母なる海

■生命は海から誕生した

さて、このように体内に存在する水分は、どのような働きをしているのでしょうか。生命は海から誕生したといわれています。広い太陽系の宇宙の中でも、地球上にだけ生命が存在しているのは、この地球には水と空気があるからです。地球に比べて太陽に近いところに位置する金星では、太陽の熱の影響で水分は飛散してしまい、地球より太陽から遠い位置にある火星では太陽熱の影響が及ばず、水は氷となってしまいます。筆者の子どもの頃の科学図鑑には、火星人なるタコに似た頭の大きな生物が想定されていたことがありましたが、火星の気温は零下何度という極寒の状態ですから、とてもとてもまともに生物の住める環境ではありません。

この青い惑星である地球は、太陽からほどよい位置に存在することから液体の水分が存在し、海ができたことにより初めて生命の誕生が可能になったといえるわけです。それこそ奇跡ともいえる水の惑星のお陰なのです。生命の母は海というわけです。海という字の中にも母が存在していますが、ものを産み出すのは母の仕事なのです。母なる大地というよりも、母なる大海というべきかも知れません。

からだの中にある海

■細胞内液量は体重の約40%、細胞外液量は体重の約20%

体内において水分は細胞の中に存在する水分（細胞内液量）と細胞外に存在する水分（細胞外液量）とに大きく分けることができます。総体液量（体重の約60%）というのはこの細胞内液量と細胞外液量とを合わせたもので、細胞内液量は体重の約40%、細胞外液量は体重の約20%です（図13）。

総水分量（TBW）＝体重の60％

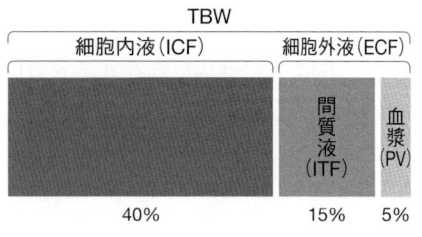

TBW		
細胞内液（ICF）	細胞外液（ECF）	
	間質液（ITF）	血漿（PV）
40％	15％	5％

図13．体液の区画

　細胞内液量は細胞の中にあり、さまざまな生命活動に必要な代謝の場をつくることになります。細胞の中の溶質を溶かす溶媒としての働きに加えて、細胞の中の浸透圧という力により、細胞の体積を維持することにもなります。これに対して、細胞外液量というのは、細胞の外側に存在している間質液と血管の中に存在する血漿（体重の約5％）に区別できます。言い換えれば細胞は間質液の中に浮かんだ島のようなもので、間質液がいわば海に相当することになります。

■間質液は海水に極めて似ている

　この間質液の組成は、次に述べるように海水の組成に極めて似ているという特徴があります（図14）。しばしば私たちのからだの中には、海が存在すると言われます。この体内の海は生命の誕生した当時の海水の組成を引き継いでいると言われています。現在の海水の組成は、この細胞外液の組成に比べると、3～4倍もの濃度を示していますが、その中の組成の比率をみてみると、細胞外液のそれと極めて類似していることがわかります。動物の種類を問わず、このような組成を示しているということは、非常に興味深いものがあります。

　血管の中に存在する水分（血漿）は循環作用と血圧の維持調整に重要な働きをしています。酸素や栄養素を体内のすみずみの細胞に運搬するためには、血液を介して心臓から循環させる必要があります。血圧の維持と循環血液量の維持は生命存続の基本的な生理機能です。出血や高度の脱水症などでは、この循環機能の妨げになるわけです。血圧が低下し、必要な酸素が供給されないと、生命は維持できないのです。この体内の水分量の調節は腎臓の重要な作用であるといえます。

3　腎の調節機能

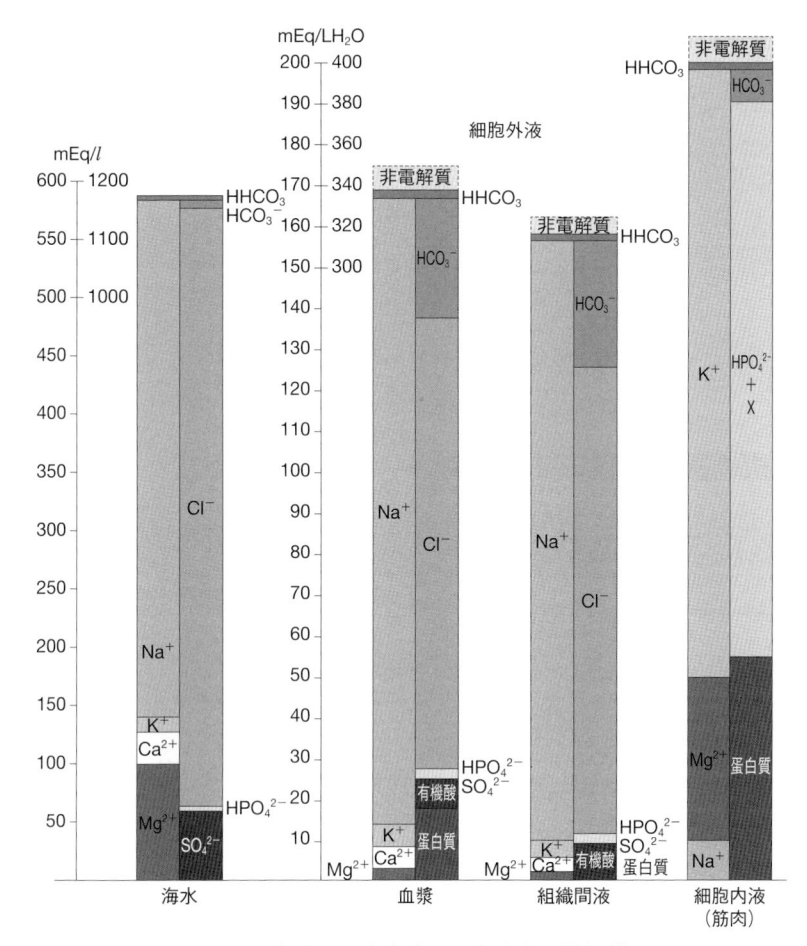

図14. 海水と細胞内液、細胞外液の電解質

■ 用意周到

■陸上に生息するようになった生物は、常に脱水症の危機に見舞われる

　砂漠や海洋中で遭難したりすると、水分の摂取が不可能になります。水分が摂取できなくなると脱水症になり、それが高度になると死に至ります。特に陸上に生息するようになった生物は、常に脱水症の危機に見舞われることになりました。この体内の水分を保つために生物はさまざまな種による工夫をして生き延びてきました。特に砂漠に住む植物も動物も水分欠乏を防止する独特の装置をもっています。

例えば、サボテンの茎肉の中には水分が蓄えられ、水分の蒸発を少なくするよう針状の葉になっていますし、ラクダは背中のコブが有名です。但しラクダのコブの中に入っているのは水分ではなく脂肪です。脂肪は体内で代謝されると、代謝水という水分を供給することになり、水分を補給するのと同じ意味になるのです。また、砂漠に棲むネズミなどの動物は尿を濃くする腎臓の働きは脅威的で、これによりできる限り水分の喪失を防いでいます。

このように、脱水症の防止、すなわち体内水分欠乏を防止するため腎臓が重要な作用をしています。腎臓の働きは尿を濃くして、できる限り余分な水分を喪失しないようにする機構（尿濃縮機構）が存在するわけです。

二重の防衛体制

■のどの渇き（渇感）

体内水分が欠乏してくると、生命維持のための重要な警告反応はのどの渇き（渇感）です。この感覚は原始的な感覚ですが、非常に強烈な感覚です。腎臓は尿濃縮力で体内の水分を無駄に喪失しないように頑張っているわけですが、一方では、体内に水分を補給する手段も必要なわけです。陸上に棲む生き物は水分欠乏を防止するために、このような二重のメカニズムにより守られていることになります。どこかに水分があれば、少しでも渇感を癒すようなシグナルが設けられていることになります。周囲に水分があればまだしも、砂漠などのように水分が容易に手に入らない状況では悲惨なものです。海洋中で遭難し生還した人の談話を聞くと、死に狂いしそうな激烈な渇感がみられ、幻覚を生じるなどの精神症状が出現することになるようです。

■抗利尿ホルモン（バゾプレシン）

これと同時に腎臓は体外に排泄する水分の節約作用を行います。これは脳下垂体から分泌される抗利尿ホルモン（バゾプレシン、ADH）というホルモンの作用によります。体内の水分が減少してくると、血液中の溶質の濃度が増加します（高浸透圧血症）。この変化は渇感の刺激因子であると同時に、バゾプレシンの分泌刺激となるのです。このホルモンが増加すると、腎臓の遠位尿細管、特に集合管という部位で水分の再吸収を積極的に行うことになります。この結果、濃い尿（濃縮尿）が認められることになるのです。激しい運動や登山などで水分の補給が不十分でしかも大量の汗をかいたりすると、濃い尿がごくわずかしか出ないことを経験すると思います（図15）。

3 腎の調節機能

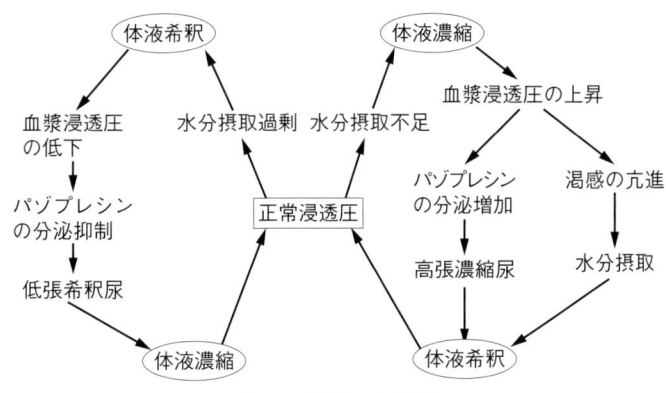

図15. 体液の調節系

二重の防衛体制

　このようにバゾプレシンは体内の水の調節に関係しているわけですが、これは体内の浸透圧（とりあえず体液の溶質濃度と考えておく）の調節、細胞容積を保つという目的にもなるのです。正常では細胞内外の浸透圧は等しく、このため細胞の容積は一定になっています。もしも浸透圧の違いがあれば、細胞の大きさは膨れたりあるいは縮小したりすることになります。このため正常の細胞の大きさを保つように、浸透圧の高い方に水分が移動して、細胞の大きさが一定に維持されることになるのです。

■正常の細胞の大きさを保つように、浸透圧の高い方に水分が移動して、細胞の大きさが一定に維持される

　先に述べた抗利尿ホルモンの分泌や渇感というのは、なんらかの原因により血液の浸透圧が増加すると、まず脳の中の視床下部という部位にある細胞（浸透圧リセプター）の容積が縮小することにより刺激を受け、血液の濃度が濃くなっていることをキャッチするのです。この情報は抗利尿ホルモンの分泌や渇感を刺激することになるわけです。この結果、水分を体内に補給するようなメカニズムにより、血液の濃度が一定に維持される仕組みになっています。もちろん、高度の脱水症では、この調節機能が十分作用しなかったということになります（図16）。

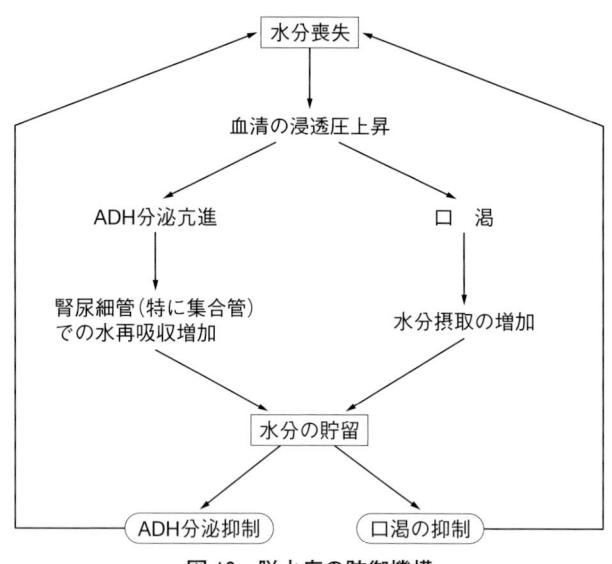

```
          ┌──────────→ 水分喪失 ←──────────┐
          │              ↓                │
          │        血清の浸透圧上昇          │
          │         ↙         ↘           │
          │   ADH分泌亢進      口　渇       │
          │       ↓              ↓        │
          │  腎尿細管(特に集合管)  水分摂取の増加 │
          │  での水再吸収増加      │        │
          │         ↘         ↙           │
          │          水分の貯留            │
          │         ↙         ↘           │
          └─(ADH分泌抑制)  (口渇の抑制)─────┘
```

図 16．脱水症の防御機構

なめくじに塩

　今では見かけることは少なくなりましたが、昔、台所にはなめくじが徘徊していました。夜になるとあちらこちらから台所のごみになめくじが集合して餌を漁っている光景に出くわしたものです。翌朝の台所の周辺をみると、なめくじの通った後には、銀色の足跡が付いていて前夜の行状が一目瞭然に認められたものです。

　なめくじを発見すると、絶滅作戦として塩をからだにふりかけてみるわけです。見ているうちに、なめくじのからだはみるみる小さくなっていくことに、子ども心として不思議に思いました。最後には、なめくじは塩の中に埋没してしまい、消失してしまい、一巻の終わりと相成ります。しかし、なめくじは消えてしまったわけではないのです。なめくじのからだから水分が抜けてしまったわけです。このようになめくじのからだの中の液体に比べて、それよりも濃い物質をまぶせば、中の液体は体外に移動してしまうのです。何も塩でなくても、砂糖でもほかの物質でもいいはずです。これはなめくじの体表面が半透過

3　腎の調節機能

■浸透圧
性の膜でできており、からだの内外に濃度差があると、濃度の濃い方に水分が移動するという物理化学的な作用によるわけです。この力を浸透圧と言います。
　この浸透圧というのを、もう少し説明すると、次のようになります。例えば、セロファン膜のような膜には小さな孔があいており、この孔より分子量の小さい物質は容易に膜を通り抜けることができますが、孔より大きな物質は通過させることはできないという特徴があります。このような膜の性質を半透過性の膜といいます。

■濃度の濃い溶液の方に水が移動して濃度を同じにしようとする力が働く
　この半透過性の膜を境にして、濃度の異なる溶液が存在すると仮定すると、濃度の濃い溶液の方に水が移動して濃度を同じにしようとする力が働くことになります。この結果、濃度の濃い溶液の方の水位が上昇することになるわけです。このように濃度の濃い溶液には、水分を引っぱり込む性質があることがわかります。この力を浸透圧というのです。水位が上昇した分の圧力が浸透圧ともいうことができます。
　この浸透圧の大きさを決めるのは、溶液に溶けている物質の粒子の大きさや粒子の種類には関係はなく、粒子の数により決まるということが知られています。この値は浸透圧計により簡単に測定することができます。この単位は

■ヒトの血液の浸透圧は正常では285 mOsm/kgH₂O
$mOsm/kgH_2O$ として表されますが、ヒトの血液の浸透圧は正常では285 $mOsm/kgH_2O$ を示します。
　からだの中の細胞も半透過性の膜です。細胞の内外は浸透圧が同じになっています。そうでないと水分が浸透圧の高い方に引っ張られることになるからです。浸透圧の存在によりからだの中の細胞は一定の大きさを保つことができることになります。もしも、からだの中の浸透圧の違いがあれば、水分が移動して細胞の大きさを正常に維持することになります。
　ところが、からだの中には浸透圧に著しい差の認められるところがあります。

■尿の濃縮機構に関係する部位
これは腎臓の髄質という尿の濃縮機構に関係する部位です。この特殊な浸透圧較差は髄質部の尿細管細胞と尿細管の中の尿の浸透圧と平衡状態になっており、これが尿を濃くするためには是非とも必要なことだからです。つまり腎臓の髄質の浸透圧が高くなることが、尿の浸透圧を高く維持することになるのです。この結果、尿は濃くなり水分喪失を防ぐことができるのです。
　この尿濃縮力の機構は尿細管の中の、ヘンレ係蹄という部分が重要な働きを

なめくじに塩

■長いヘンレ係蹄を もっていると、濃 縮力が十分発揮さ れる

しています。腎臓の表面にある尿細管から、腎臓の深部に向かって進むループ状の細い尿細管をいいます。この長いヘンレ係蹄をもっていると、濃縮力が十分発揮されることになります（図17）。人間では腎表面に近い部に存在する通常の糸球体と長いヘンレ係蹄を有する糸球体の比率は4：1程度とされています。砂漠に棲むネズミなどは長いヘンレ係蹄を有する糸球体が多いといわれています。

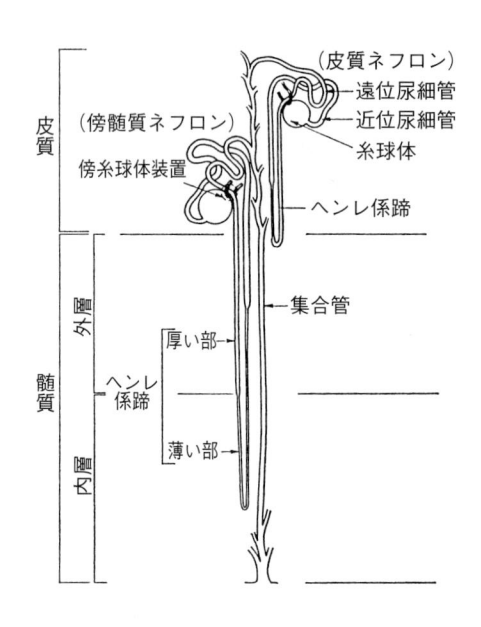

図17. 皮質ネフロンと髄質ネフロンの違い

体液組成の調節

■ 中身が違う

　医学の世界では、体液とはからだの中に存在する水溶液（液体）を総称した用語です。腎臓の重要な働きの1つに体液の組成を調整する作用があります。体液は細胞内液と細胞外液とに区別できましたが、それぞれの溶液中に含まれる溶質の組成はまったく同じではないのです。細胞外液の組成は海水の組成と類似していることは先に述べたとおりですが、細胞内液はそれとは大いに異なっ

た組成を示します。

細胞外液の主要な組成はナトリウム(Na)とクロール(Cl)です。これは陽イオンと陰イオンですが、これを合わせるといわゆる食塩(NaCl)になります。このような電解質はイオンとして溶液中に溶解しているわけですが、mEq/*l* という単位で表すと、陽イオンの総計と陰イオンの総計が等しいという特徴があります(表3)。陽イオンとしては、ナトリウムのほかにカリウム(K)、カルシウム(Ca)、マグネシウム(Mg)があります。陰イオンはクロールに次いで、バイカーボネイト(HCO_3)、リン酸(PO_4)、蛋白質が含まれます。このような電解質の組成とその量の調節は、生命を維持するために必須の事項であり、腎臓はこれらの電解質の調節に重要な働きをしていることになります。また、これらの電解質そのものも生命維持に欠くことのできない働きがあるわけです。個々の電解質の詳細な役割についてはここでは省略しておきます。

■細胞外液の主要な組成はナトリウムとクロール
■mEq/*l*の単位で表すと、陽イオンと陰イオンの総計は等しい

表3．体液区画中の電解質組成(mEq/*l*)

| | | 細胞外液(ECF) ||細胞内液(ICF)|
		血漿	組織間液	
陽イオン	Na	142	144	15
	K	4	4	150
	Ca	5	2.5	2
	Mg	3	1.5	27
	計	154	152	194
陰イオン	Cl	103	114	1
	HCO_2	27	30	10
	PO_2	2	2	100
	SO_4	1	1	20
	有機酸	5	5	−
	蛋白質	16	0	63
	計	154	152	194

それでは細胞内液の組成はどのようになっているのでしょうか。

細胞内液では主要な陽イオンはカリウムです。細胞外液の主要な陽イオンがナトリウムに対して、細胞内液の主要な陽イオンがカリウムという対比は、すべての生物に認められる普遍的な事実です。この比率を維持することが、細胞の機能を維持し、生命のおおもとである代謝を円滑に行ううえでの必要事項な

■細胞内液では主要な陽イオンはカリウム

のです。

　細胞の内外におけるこの濃度の違いは、さまざまなメカニズムにより調節されています。細胞内外におけるこの濃度差、細胞の外側には高濃度のナトリウムイオンと低濃度のカリウムイオンがあるのに対して、細胞の中は逆に高濃度のカリウムイオンと低濃度のナトリウムイオンがあります。この結果、半透過性の細胞膜を介して濃度の高い方から低い方に溶質が移動する働きが生じます。すなわち濃度差に従った拡散という性質で物質が移動するのです。ある一定の時間になると、溶液の濃度は細胞内と細胞外ともに等しい濃度になり、平衡に達します。この拡散という作用のため、ナトリウムは細胞の中に入り込もうとするし、カリウムは細胞の外側に移動しようとします。

■濃度の高い方から低い方に溶質が移動する

　ところが、細胞の性質として、細胞の中のカリウムが主要な電解質であり、この状態が維持されていないと細胞機能を正常に保つことができないわけです。このため細胞の膜にはナトリウムを細胞の外側にくみ出し、これと同時にカリウムを細胞の中に取り込むポンプのような働きがあります。これをナトリウム-カリウムポンプといいます。

　この作用はアルドステロンというホルモンやナトリウム-カリウム ATP 酵素により行われていますが、このホルモンや酵素はすべての細胞レベルで作用すると考えられています。特に腎臓の尿細管という部位での働きは有名です。

　このほかの電解質も主として腎臓を中心に調節されていることになります。カルシウム、リン、マグネシウムなどの電解質は腎臓のほかに腸管の影響が加わります。

　カルシウムは一般人にも馴染みのある電解質で、骨の成長に必要であるばかりか、神経・筋肉の興奮性、細胞内のさまざまな酵素反応や代謝に欠かすことができないものです。日本人の背丈が低い理由として、欧米に比べて摂取するカルシウムの量が少ないことが指摘されています。また、カルシウムが不足するとイライラしやすいと巷では言うようですが……？

　カルシウムの摂取を増やすために小魚や乳製品の摂取が推奨されています。ところが、最近では異常とも思えるほどカルシウム神話がはびこって、健康食品という名の下に、さまざまな食品にカルシウムをわざわざ添加したり、お菓子や清涼飲料水にまでカルシウムを含有させて、消費者の歓心を買おうとして

■カルシウムが腸で吸収されるためにはビタミンDが必要

　カルシウムが腸で吸収されるためにはビタミンDが必要です。このビタミンDは後で述べますが、最終的には腎臓が重要な働きをしています。腎臓の働きが障害されていると、活性型のビタミンDがつくられないために十分吸収されません。

　またカルシウムを飲食物からあまり補給し過ぎても、腸で吸収できない分は糞便中に喪失することになります。腎臓からも過剰なカルシウムは尿中に排泄されてしまいます。尿の中に大量に含まれると、カルシウム結石が出現しやすいことから腎結石や尿管結石が問題になります。

■ミルク-アルカリ症候群

　大量の牛乳と胃薬である重曹を摂取すると、体内の血液はアルカリ性に傾きやすくなり、ミルク-アルカリ症候群という病気を誘発してしまうことがあるので注意しなければありません。この病気は大量の牛乳を摂取する欧米の病気であると考えられていました。牛乳の摂取が少なかった日本では出現することは稀でしたが、最近のように牛乳の消費が多くなると少々心配になってきます。でも確かに、新人類といわれる最近の若者は足が長く伸び、背丈が伸びてスマートになったものです。

循環血漿量の維持

■ ソルトロード

　事故や災害などにより大量出血を生じたとき、あるいは激しい運動、砂漠での遭難事故などにおいて大量の汗をかいたことよる脱水症（塩分欠乏性脱水症）などでは、血管の中を流れる血液の量（血漿量）が少なくなり、血圧が低下して、ひどいときにはショックを招くことになります。生命を維持するためには十分な酸素や栄養素をからだのすみずみまで送り、それと同時にからだの細胞から出る老廃物や二酸化炭素を取り除くことが重要になります。

　このような運送を行う、総元締めが心臓のポンプ作用であり、実際的に運搬するのが血管の中の血漿と赤血球です。循環血漿量や赤血球は運送会社の車両とも言えます。この車両が全身にくまなく配送されて、酸素や栄養物という運送物が届けられることによりからだの機能が正常に保たれるわけです。赤血球は酸素を細胞に送り、二酸化炭素を肺から排泄させるために作用していること

は皆さんご承知のとおりです。このような量が少なくなると、十分な栄養素の運搬が行われなくなり、組織は酸素欠乏、栄養障害となります。循環血漿量の低下は、いわば交通が麻痺した状況であり、心臓は空回りし、交通渋滞の状況に陥ることになります。血圧も低下するため、重要な臓器の機能は麻痺してしまいます。特に脳細胞は酸素不足や栄養障害（ブドウ糖）に非常に敏感であるため、長時間続くと回復不可能な脳死となってしまうのです。

■生命を維持するためには循環血漿量を正常に保つこと

　生命を維持するためには、何よりも循環血漿量を正常に保つことが必須の事項なのです。血漿は細胞外液の一種にあたり、この中の電解質の主要成分は陽イオンであるナトリウム(Na)と陰イオンであるクロール(Cl)です。言い換えると食塩(NaCl)ということになります。循環血漿量を維持するということは、

■循環血漿量を維持するには食塩の補給が重要

食塩を適切に補給するということが重要なわけです。輸血が間に合わないときの大出血の一時しのぎには、塩（食塩液―生理食塩水とかリンゲル液といわれているもの）を補給することにより血圧を維持することができます。塩分を失ったときの脱水症の場合にも、このような食塩液の投与が有効です。食事から塩をとるということは、単なる食物の味をよくするためばかりではなく、このような血漿量を維持するため、生命維持のために是非とも必要なわけです。

　古来より塩をめぐる話題には事欠きません。塩というのは普通は食塩(NaCl)を意味するのですが、現代のわれわれの日常生活において塩は欠かすことはできません。食卓には食卓塩が置かれ、適量を料理にかけて美味しく味わうことができます。ところが、最近では塩を大量に使用すると、高血圧の原因だと健康上の理由から毛嫌いされたりもします。貴重さという意味からは、現代では塩の重要性は薄らいでしまったともいえます。

　古代において塩は現代のようには毛嫌いはされていないのです。むしろ聖なるもの、神聖なもの、貴重なものとして大切に取り扱われてきているのです。わが国の神社への奉納に塩が用いられます。お葬式の帰りには、玄関に入る前には塩をからだに振りかけるというのも邪気を除くという意味があるのでしょう。料理屋の玄関前には塩を盛る習慣があります。このいわれは、平安時代の頃でしょうか、この頃はいわゆる通い婚で、男が女の人の住むお屋敷に訪れるという習慣がありました。なるべく頻繁に通ってもらうことが、その後の女性の栄達に関係することになります。このためお屋敷の佳人はいろいろと工夫し

たと言われています。

　貴き殿方は牛車で女の館を訪れます。あるとき下女が家の前に塩をまいておいたところ、牛がこの塩を好み、牛は次の訪れ時にもこの館を目指して一目算ということになったのだそうです。このため足繁く殿方は通うことになったというわけです。

　このようなことからお料理屋では、千客万来、お客さんがたくさん来るようにという期待感を込めた意味で玄関前に塩を小盛りにして置くようになったということです。これと同時に、邪気を除くという意味もあったのでしょう。お客さんの中には、失礼なことをしてしまう輩もいたでしょうから、こういう場合は塩をまいて退散させるという縁起を担ぐという利用法もあったのでしょう。

　大相撲の仕切り前に塩がまかれたり、瀬戸内海の塩の製造権利をめぐっていわゆる赤穂浪士の事件の原因となったとか、聖書にもキリストが"われ地の塩になり……"などと述べられたりするのです。塩に関する習慣というものは、調べてみるとおもしろいものです。また、貴重な意味の代表として、古代ローマでは塩が給料の一部として配給されていたという話があります。現代のサラリーの語源が塩（salt）に由来するということも納得できます。わが国のように四方が海で囲まれた国においては、貴重な塩を運搬するための道——塩の道が残されています。また、上杉謙信と武田信玄との間で、敵に塩を送るという有名な故事があります。このように塩というのは生活に密着した大切な電解質ということができます。

　塩の役割は細胞外液に主として存在して、その浸透圧の維持と細胞外液量-血漿量の保持に極めて重要な作用のあることを示しています。細胞外液の浸透圧の維持は間接的に細胞内液の浸透圧を規定し、からだ全体の体液量を維持するのに役立つことになるわけです。このため塩、ナトリウムの調節は非常に精密に行われています。これは内分泌系、神経系や循環系が連関し、その中でも腎臓を最終的なターゲットとした浸透圧調節機構と容量調節機構という2つの大きなメカニズムから成り立っているのです。前者は主として水分の調節に関係し、後者は主としてナトリウムの調節に関係して、この両者が互いに関係をもちながら作用することにより、からだの中の体液の浸透圧と量が維持されて

いるわけです。

■容量監視装置で、血漿量の過不足をキャッチ

　容量調節系というのは、からだの各所に配置された容量監視装置（ボリュームリセプター）というところで、血漿量の過不足がキャッチされています。この情報において、もしも血漿量が不足したり、血圧が著しく低下したりすると、生命の危険を防止するためにナトリウムを補給するよう指令が出ます。これと同時に、浸透圧系にも情報が行き、水分を補給するように指令されます。この指令どおりに行われれば、体液量は補給されることになり、血圧は回復し、体内の血漿量は正常に維持されることになるわけです。

　このボリュームリセプターからの情報は神経系あるいは内分泌系を介して、次の伝令に情報が伝達されます。腎臓のネフロンの特殊な装置として、傍糸球体装置（JGA）というのがあります。この装置は一種のボリュームリセプターでもあるわけですが、細胞外液量の減少、腎臓への血流量の減少あるいは血圧の低下などの刺激があるとJGAからレニンという酵素を分泌します。このレニンは血液中のアンジオテンシンという物質を増加させることになります。このアンジオテンシンは血圧を上昇させるとともに、副腎のアルドステロンというホルモンを分泌させるように促進的に作用することが知られています（レニン・アンジオテンシン・アルドステロン系）（図18）。

　アルドステロンは腎臓の尿細管に作用して、ナトリウムを排泄しないように作用します。つまり体内にナトリウムを取り込む作用というわけです。もう少し説明すると、この副腎から分泌される鉱質ホルモンというのは細胞の中よりナトリウムを汲み出し、細胞の中にカリウムを取り込むという作用、ナトリウム-カリウムポンプを刺激するような作用を示すことになります。これは腎臓の尿細管の遠位部というところでは、ナトリウムの再吸収、カリウムの分泌という作用を示すことになるのです（図19）。

　このように体液量が減少すると、腎臓からできる限りナトリウムを喪失しないようなメカニズムが働き、体液量が増加したようなときにはナトリウムを排泄するような働きがみられるようになります。もしも食事からの塩分摂取量が著しく制限されれば、腎臓はこの容量調節機構、特にアルドステロンの作用により尿中にはナトリウムを排泄しないようにすることができるのです。これは腎臓のナトリウム保持能といいます。

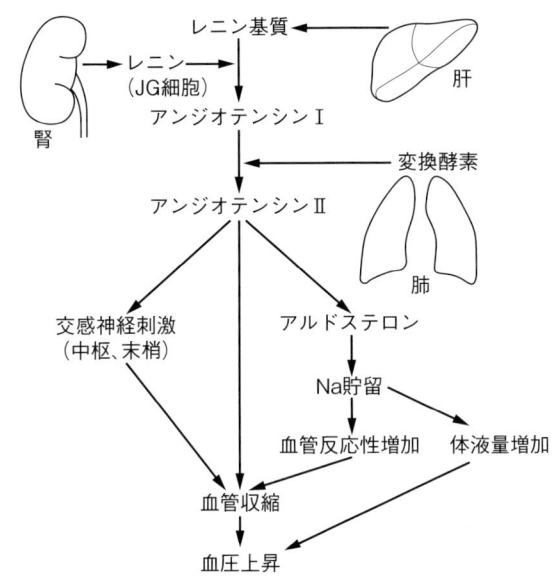

図18. レニン・アンジオテンシン系による血圧上昇作用

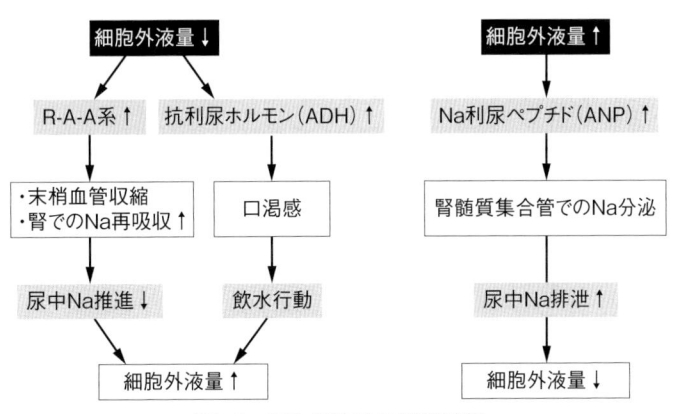

図19. 細胞外液量の調節機構

　逆に体液量が増加する心不全などではできる限り尿中にナトリウムを排泄させて、体液量を減少させるように作用します。このためにはアルドステロンの分泌は抑え、代わりに心臓からナトリウム排泄性に作用するナトリウム利尿ホルモン(ANP)というのが分泌されることになります。このほかにも腎臓にお

いては、局所的に産生されるホルモン様物質の作用によりナトリウムの排泄に対して微調整が行われることになります。

酸塩基の調節

■ あまれば出す

　朝一番の尿の酸度（酸性かアルカリ性かということ）を調べてみると、pHが5.5以下の酸性を示すのが一般的です。酸性かアルカリ性かを調べるためにリトマス試験紙でチェックすることができます。

　リトマス試験紙の色はどのように変化するのかご存じですね。これは梅干しを思い出して頂ければよいのです。梅干しと聞いただけで、反射的に唾液が口の中に出てきます。梅は酸っぱいということから酸をすぐに思い出します。梅の実は木になっているときは、青い色をしていますが、塩とシソの葉で赤く染めて梅干しをつくりますね。ですから、酸性ではリトマス試験紙を青から赤に変化させるものというように記憶しておくと便利です。アルカリ性は赤を青とするわけです。

　水のような溶液はpHは7.0を示し、中性といいます。塩酸や硫酸などはpHは7.0未満を示し、酸性の溶液といい、強い酸ということから強酸といいます。酸の中でも炭酸や酢酸は弱い酸になります。一方、pH7.0以上の場合はアルカリ性といい、水酸化ナトリウムは強アルカリ、重炭酸は弱アルカリといいます。この酸度の状態は溶液のpHを調べることにより、その程度が評価できます。

■酸は水素イオン（プロトン）を供給
■塩基は水素イオンを受け取ることができる

　ここで注意しておかなければならないことは、医学の世界では、酸は水素イオン（プロトン）を供給することのできるもので、一方、塩基は水素イオンを受け取ることのできるものと定義されています（図20）。酸はもともと酸っぱいという意味からつけられたものだそうで、塩基とほぼ同義のアルカリというのは、灰（ash）というアラビア語から由来しているとされています。ですからカリウムとかナトリウムも化学の世界ではアルカリ土金属といわれるように、アルカリと見なされることになります。ところが、医学の世界ではカリウムやナトリウムは酸でもないし、アルカリでもないという不思議なことになってしまうのです。この理由は、ナトリウムもカリウムも、どちらも水素イオンとは無関係

3 腎の調節機能

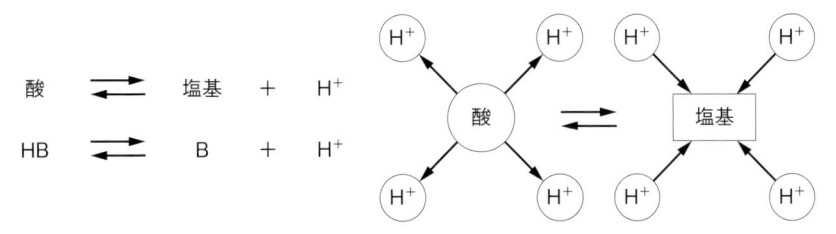

図 20. 酸と塩基の定義
酸とは水素イオン(proton；H⁺)の供給体 proton donor であり、塩酸とは水素イオンの受容体 proton acceptor である(Brønsted)。

のためです。

　ここで使用される pH(ドイツ語読みではペーハー、英語読みではピーエッチ)という用語には既に馴染みがあるでしょうが、これは水素イオンの逆対数(pH=1/[H])を意味しています。つまり酸が増えるというのは H イオンが増加すること、言い換えると pH が低下すること(酸性)になります。逆にアルカリが増えるというのは、H イオンが減少すること、言い換えると pH は増加すること(アルカリ性)になるわけです。

■正常人の pH は平均 7.40

　さて正常人の血液の酸度を調べてみると、その pH が平均 7.40(7.35〜7.45)を示すことから、弱アルカリ性であることがわかります。健康な状態であれば、常にこの値を示すことになります。どのような食事を摂ったにしても、肺や腎臓の働きが正常である限り、血液の pH は常に 7.40 に維持されることになるのです。この理由は細胞の機能が正常に働くためには、この弱アルカリ性に保つことが必要なことだからです。

■血液の pH が低下した状態は酸血症

　血液の pH が低下した状態は酸血症(アシデミア)といわれ、アシデミアを生じさせるような病態をアシドーシスといい、代謝性の型と呼吸性の型とに区別されます。代謝性のアシドーシスの代表は腎不全の末期である尿毒症、著しい重症糖尿病(糖尿病性ケトアシドーシス)があります。呼吸性のアシドーシスの代表は慢性呼吸器疾患によるものが代表です。

■血液の pH が上昇した状態がアルカリ血症

　血液の pH が上昇した状態はアルカリ血症(アルカレミア)といわれ、アルカリ血症を引き起こす病態をアルカローシスといいます(図 21)。この病態としても代謝性の型と呼吸性の型に区別できます。代謝性のアルカローシスは大量の

酸塩基の調節

持続的な嘔吐などのように酸を失っている状態、利尿薬を過剰に服用しているとき、あるいはミルク-アルカリ症候群のようにアルカリ剤を大量に摂取しているときなどにみられるのが一般的です。呼吸性のアルカローシスの代表は過換気症候群といって女性に多くみられる、精神・心理的障害から無意識的に過度に呼吸数を増して、呼吸から炭酸ガスを失ってしまう病態が有名です。

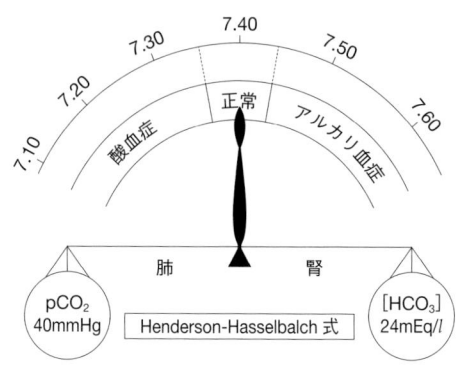

図21. 酸塩基平衡の概念

酸性食品とアルカリ性食品とは

　ひと頃、巷では食事はアルカリ性の食品を摂るのがよいという風潮がありました。健康人の血液の酸度が弱アルカリ性であるという点から、酸性食品の摂取は正常の血液の酸度をさらに下げ、健康を障害する、という理由からです。したがって、アルカリ性食品を摂るのが健康を維持するうえで好ましいという民間信仰です。そもそもどのようにして酸性食品とかアルカリ性食品などは決められたのでしょうか。

　酸性食品やアルカリ性食品というのはどのようにして決められたかというと、栄養学の黎明期にドイツの学者が唱えだしたことのようです。その食品を燃やして、その灰を蒸留水に溶かして、その溶液の酸度を測定したことから決められたわけです。水溶液を中性にまでもっていくのに酸が必要な場合には、その食品はアルカリ性食品といい、逆に中性までもっていくのにアルカリが必要な食品は酸性食品として区別したということです。

例を挙げてみると、酸性食品の代表はさまざまな肉類、デンプン質を大量に含む穀類などで、一般的には蛋白、糖、脂肪などを含んでいるものです。アルカリ性食品は果物や野菜、海草類などが代表で、成分としてはビタミンやミネラルというものを大量に含有していることになります。ところが、このようにして決められた酸度は食事により体内に取り込まれ、体内の細胞により代謝された場合にも、本当に酸性食品は酸性物を生じ、アルカリ性食品はアルカリ産物を生じるものなのでしょうか。

　最初に挙げた梅干しは代表的なアルカリ性健康食品として有名です。梅干しの中には酢（酢酸）が入っているために、酸っぱい味がするわけです。この酢酸というのは弱い酸ということになります。ところが、これはアルカリ性食品と言われているのです。ちょっと混乱してしまうかも知れませんが、からだの中に入る前には、確かに酢酸塩は弱い酸ですが、からだの中に入ると、酢酸塩は代謝されてアルカリ（重炭酸）を生じることになります。このため巷では、梅干しはアルカリ性食品で、健康によいのだということになるわけです。ところが、代謝はこれで終了ではないのです。からだの中では、次から次へと代謝が行われ、最終的には炭酸ガスと水に分解されることになるのです。酢の効用というのもいろいろ言われていますが、こういう意味からすると"何がからだにいいんですか"ということになるのです。

　イオウを含む蛋白質は代謝されると硫酸などの酸を生じます。リンを含有したものは、リン酸を生じます。これらの酸は固定酸として腎臓より排泄しなければ、体内に酸が蓄積してくることになります。糖質や脂肪についてはどうでしょうか。糖や脂肪の代謝の過程では、酢酸、アセト酢酸、ピルビン酸などの酸が出現するのですが、酸素が十分ある状態では完全に酸化され、水と二酸化炭素に分解されることになります。この二酸化炭素は揮発性の酸ですから呼吸により体外に排泄されるため酸・塩基にはなんの問題にもなりません。

　このようなことから酸性食品といっても、通常の健康人においては、体内の代謝により酸が負荷されるということにはならないものがあるわけです。もちろん注意しておかなければならないことは、あくまでも肺や腎臓の働きが正常に機能しているということが前提になるということです。腎臓の働きが悪いときには、酸負荷の原因になる蛋白質の過剰摂取はいけないことになります。糖

代謝が障害されている糖尿病では、過剰な糖や脂肪の摂り過ぎは酸の負荷になるということです。

常識の非常識

　このように決められた酸性食品ばかりを摂ると、健康に好ましいものではないと主張したわけです。さらに、酸塩基平衡に対しても悪影響になると、唱えるにまで発展してしまったのです。これが本当に妥当なものかと言われると返答に詰まってしまいますが……。

　アルカリ性食品を摂ることは、もちろん悪いことではありませんが、無理してそのような食品ばかりを摂取する必要はありません。また酸性食品がからだにとって害悪でしかないというものでもありません。狂信的にアルカリ食品ばかり摂っていては、栄養のバランスを崩してしまい、却ってからだには好ましいことではないと思われます。

■血液中の酸度は一定の値に保たれている

　人間を含めて、動物の血液中の酸度は一定の値に保たれています。ライオンもウマもヒトと同じような酸度（弱アルカリ性）を示すのです。ところがこのような動物の摂取する食物は、一方は酸性食品である肉食、他方はアルカリ性食品である植物が中心になります。摂取する食品がこのように両極端に異なるのに、血液の酸度は同じように弱アルカリ性に保たれているわけです。また、人間に酸性食品を２週間連続して食べさせても、血液のpHは正常範囲内に保たれているという報告もあります。

■血液のpHを正常の範囲に保つように調節するのが酸塩基平衡

　これらのことから、いわゆる酸性食品はからだに悪い、アルカリ性食品は健康によいという一方的な図式が誤り、あるいはあまりにも偏執的であることに気がつくのではないでしょうか。人間はいわゆる雑食性の動物です。すべての人がベジタリアンになる必要はありません。どのような食品を摂っても、血液のpHを正常の範囲に保つように調節するのが、腎臓を中心とした酸塩基平衡という機能です。そうであれば、栄養の面からもバランスよく食べた方がいいに決まっています。

　日本食はこのような点からバランスよく食品構成ができていると思われます。刺身と大根のつま、魚料理に煮物、ワカメの味噌汁、季節の山菜、鍋物などなどとよだれが出てきそうですが……。厚生労働省の勧告によっても、食事

の内容はさまざまな栄養素をまんべんなく多種類とることが、癌の予防などにも効果的であるとしています。とかく肉食が重要視される、あるいは逆に嫌悪されるきらいがありますが、一方的に肉食あるいは菜食がよいと決めつけるべきものではありません。物事はすべてバランス感覚が大事です。一方ばかりに偏っては、誤りを生じやすいものです。中庸が大切というのは、食事だけではなく、人生すべてについて言えるのではないでしょうか。

酸と塩基のバランス

　このような体内の酸度を一定にする調節機構は腎臓を要とした酸塩基平衡機構として知られています。これは最終的には腎臓により行われるわけですが、体内の重炭酸を主とした緩衝系（バッファー）と肺の呼吸作用との三者の協力により行われているのです。この酸塩基平衡の最終的な腎臓の働きは複雑なメカニズムにより維持されています。

　例えば、過剰な酸が体内に負荷されるとか、体内で酸が過剰に産生されるとかすると、まず緩衝系により血液のpHが大きく変化しないようにくい止めることになります。緩衝系というのは、このバッファー作用により名づけられたわけです。酸が負荷されるときに緩衝系の中のアルカリが消費されることになります。酸が揮発性のもの（炭酸ガスの溶解した炭酸）であれば、呼吸により肺から二酸化炭素（炭酸ガス）として排泄させることができます。

■リン酸や硫酸は腎臓からしか排泄できない

　ところが、揮発性でない酸、例えばリン酸や硫酸といわれる蛋白質に由来する酸（固定酸）の場合には、腎臓からしか排泄させることはできません。体内に発生する酸は量的な面からみると揮発性の酸の方が膨大な量になりますが、非揮発性の酸は量的に少ないといっても、その排泄経路が腎臓しかないという制限があります。重要度においては、この酸を排泄することが必要になるのです。

■腎臓は酸の排泄と同時に、消費されたアルカリを回収・再生する

　腎臓は巧妙に酸の排泄と同時に、緩衝系により消費されたアルカリを回収・再生することもできます。酸排泄と交換にアルカリである重炭酸イオンをからだに戻し、酸は滴定酸あるいはアンモニウム塩の形で体外に排泄することになります。ごく一部は水素イオンとして酸排泄を行うために、普通の食事を摂取したときには尿のpHは酸性になるのです。

　人間が食物を摂取するという意味は、単にからだの健康の維持という面から

だけではありません。食べるために生きるのか、生きるために食べるのかということは人によりさまざまでしょうが、食事の摂取、食生活は文化であり、民族固有の習慣があり、歴史的に引き継がれてきているのです。四季折々のさまざまなものを摂取する方が楽しみであるばかりか、健康の面からも好ましいことは自明のことであり、バランスよく栄養素を摂った方がいいことになります。

　一般的には食事や体内の代謝により酸が生じるために、尿は酸性を示しますが、アルカリ性食品ばかり摂っていると体液はアルカリ側に傾くことになります。このため正常の血液の弱アルカリ性を維持するために、余分なアルカリを排泄する必要があります。この結果、尿は酸性ではなく、アルカリを示すことになるのです。酸性食品を摂っても、アルカリ性食品を摂っても、体液の酸度を調節するために腎臓は余分な酸あるいはアルカリを尿の中に排泄するわけです。

代謝・内分泌的な役割

■ スカスカの骨

　腎臓は一般的には不要老廃物を排泄する排泄器官として考えられていますが、最近では内分泌的作用が注目されています。先に述べたように腎臓はからだの別の場所でつくられたホルモンの作用する場所であることは理解できたと思います。この例は尿量を調節するホルモンである抗利尿ホルモン(バゾプレシン)、ナトリウムやカリウムを調整する副腎から分泌されるアルドステロンが代表です。

■腎臓はさまざまな物質の代謝を司り、ホルモンを産生する内分泌器官

　腎臓はさまざまな物質の代謝を司り、またホルモンを産生する一種の内分泌器官として捉えられてきています。その理由は腎臓において産生するホルモンが知られるようになったからです。従来より腎臓には体内の別の場所で分泌されたホルモンが体内環境の恒常性を維持するために水・電解質の調節のために作用する場所として考えられていました。このような電解質をより精妙にコントロールするために、さらに腎臓で作用するホルモンあるいはホルモン様物質がつくられているのです。

　例えば、カルシウムを調節するに必要な物質として、ビタミンＤがあります。これは食物あるいは皮膚に存在するビタミンD_2という物質が日光の紫外線に

よりビタミンD_3に変化します。この物質はこの状態ではまだ活性型ではないため、体内でいくつかの変化を受ける必要があります。まず、肝臓において水酸化作用を受け$25(OH)D_3$となります。これがさらに腎臓において水酸化作用を受け$1,25(OH)_2D_3$となります。この型が活性型ビタミンD_3といわれるものなのです（図22）。

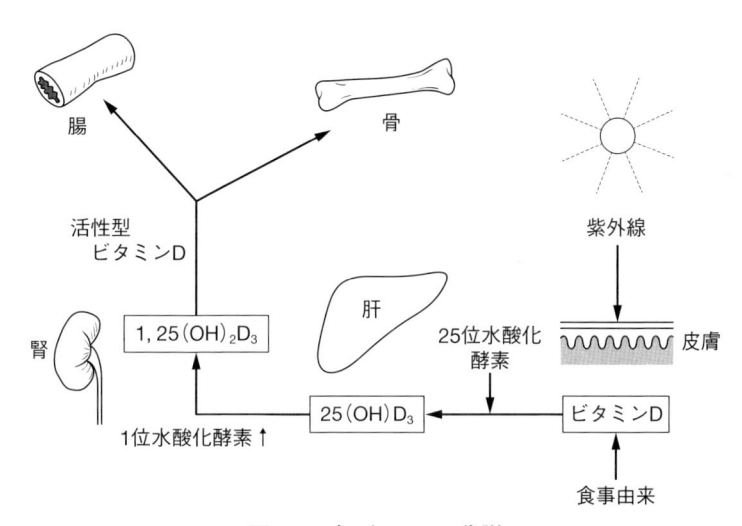

図22. ビタミンDの代謝

　この活性型にならない限り、本来のビタミンDの作用は発揮されません。つまり腎臓の機能がない限り、ビタミンD欠乏症となってしまいます。腎臓の機能が著しく障害されると活性型ビタミンDがつくられないため、低カルシウム血症、骨軟化症などの骨の障害が出現するわけです。以前、社会問題になったイタイイタイ病というのも、カドミウムという物質により腎臓の尿細管という組織が障害され、このビタミンDの産生ができず、骨軟化症という病気になり、骨痛、関節痛、骨変形などの症状が出現することで、イタイイタイ病というのは、からだの節々の痛みから、その名前が付けられたものなのです。

■ビタミンDはカルシウムの代謝と骨の成長に作用

　ビタミンDの作用はカルシウムの代謝や骨の成長に欠くことのできないものとして特に注目されています。日本人のカルシウム摂取量は欧米に比べると少ないため、乳製品だけではなくカルシウム入りの菓子や飲料水が市販され、

狂信的とも言えるほど摂取量を増すように唱えられています。しかし、いくら食物からたくさんのカルシウムを摂取しても、ビタミンDの作用がなければ腸からの吸収は十分には行われません。

　また、骨の病気に骨粗鬆症があります。この病気は骨の中のカルシウム分などの骨塩が減少して、骨がスカスカになってしまうもので、特に更年期を過ぎた女性にしばしば認められるのです。これは中年を過ぎると、女性ホルモンであるエストロゲンというホルモンが欠乏してくるために生じるとされています。このように骨の成長あるいは維持のためには、カルシウムやビタミンDはもちろんですが、それ以外にホルモンなどのバランスが保たれていないといけないのです。

　ビタミンDは日光の紫外線によりビタミンD_3となるわけですから、この日光浴ということも必要です。特に冬の長い北欧のような太陽の恩恵に浴することが少ない国では、夏期にはこぞって日光浴をすることが習慣化されています。ビタミンD不足は小児や老人では特に骨の障害を招き、前述したように骨軟化症という病気を生じさせることになるからです。

Epoch-making な EPO

　貧血を防止するホルモンが腎臓でつくられているというと、皆さんは不思議に思われるでしょう。腎臓と血液をつくる骨髄とは一見なんの関係もないと考えられるでしょうが、腎臓と骨とは非常に密接な関係があることは、ビタミンDの作用からも十分うなずけるのではないでしょうか。これは生物が海から陸上に移動したことと関係があるのです。

■腎臓の働きが悪くなると貧血に

　腎臓の働きが悪くなると貧血が出現するという事実は古くから知られていました。特に末期腎不全の状態（尿毒症）では高度の貧血が認められます。これは腎性貧血といわれるもので、ひどい貧血が出現します。

　一般的な貧血は鉄欠乏性の原因が知られていますが、この場合は赤血球の形は小さく、しかも赤血球に含まれるヘモグロビンという色素が少ないという特徴（小球性、低色素性貧血）があります。ところが腎性貧血では赤血球は正常の大きさで、しかも含有されるヘモグロビンの量も正常である貧血（正球性、正色素性貧血）という特徴があります。もちろん腎機能の悪い人で食事から鉄分の

補給が少ないとか、生理出血とか痔からの出血などで慢性的に失血している場合には鉄欠乏性の貧血を合併することになります。このような場合には、貧血の程度はさらに不良になることは当然です。

■末期腎不全では EPO がつくられなくなる

　腎性貧血の原因は腎臓でつくられるエリスロポエチン（EPO）というホルモンが、末期腎不全では腎臓でつくられなくなるために出現するものです。腎臓病の原因が何であれ、腎臓の組織が障害されるために必ず貧血になるわけです（図23）。このため、腎機能の程度と貧血の程度はある程度相関関係にあることがわかります。特殊な腎臓病ではEPOのつくられる場所が障害されないこともあり、腎不全という状態になってもそれほど貧血が出現しないこともあるわけです。また、腎臓以外にも、このホルモンを一部つくることができるということも知られています。

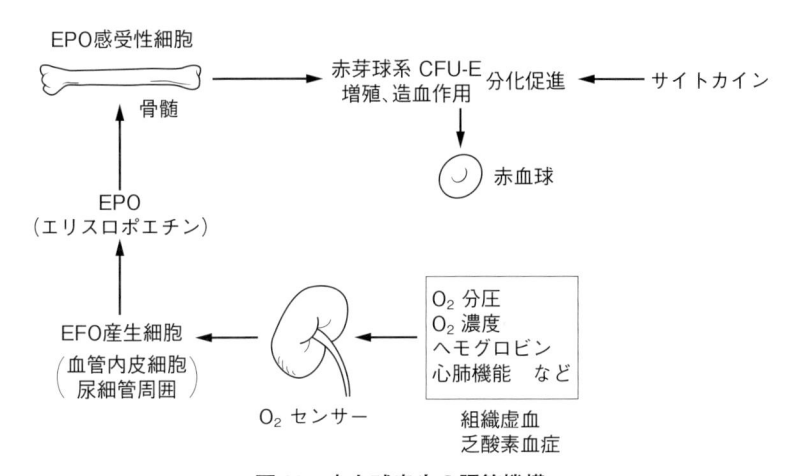

図23. 赤血球産生の調節機構

　鉄欠乏性貧血であれば、鉄を補給することにより貧血は改善します。では腎性貧血はどのようにして改善させることができるでしょうか。この貧血の原因はEPOの欠乏によるものですから、貧血を改善させるためには、このEPOというホルモンを補ってやればよいことになります。

　遺伝子工学の手法を用いて、EPOは合成され、1990年に臨床使用が可能になりました。現在では作用時間の違いによる3種のEPO製品があり、用途に

応じて使用されています。このため腎臓の機能が障害された患者さんは輸血をしないでも、貧血に悩むことはなくなったのです。特に透析治療が必要な末期腎不全の患者(透析患者)さんは、このホルモンの恩恵に与っています。現在では、まだ透析治療を行うの前の段階(保存期腎不全)からも、このホルモンを注射することができるようになり、貧血に苦しむことがなくなるようになってきています。

　末期腎不全では全身的にさまざまな影響が出ることは、既に述べてきました。尿毒症の毒素などの影響で全身的な合併症が出現することになります。貧血についてはこのEPOが大きく関係していますが、貧血の程度が強くなると、女性では生理が認められなくなるなど、内分泌的な影響が出現することがあります。

　男性も性ホルモンの異常が出現します。性欲減退、インポテンスなどの問題が悩みの種となるわけです。もともと尿毒症ということでも、内分泌系への影響が出現するのですが、このEPOの欠乏ともなんらかの関係があるとも考えられています。このホルモンを投与して、貧血を改善させると性機能についても改善することが知られるようになっています。女性では生理が出現し、男性では勃起力の改善なども認められるという報告もあるのです。

　以上、尿をつくることになる腎臓の多彩な役割を述べてきました。腎臓は単なる代謝産物を排泄するだけでなく、体内の環境を維持し、生命活動を支える重要な臓器であることを理解してもらえたと思います。

CHAPTER 4

尿の異常症候

尿の不思議

　　皆さんが腎臓の異常を感じる最初の出来事は、尿の異常に関することではないでしょうか。尿の量がどうかとか、尿の色がおかしいとか、尿のにおいが異常であるとか、排尿すると痛みがあるとかなどでしょう。健康な尿あるい排尿行為というのは、特別意識しないで行われるものと言えます。しかし、からだの重要な信号である尿からの情報を見過ごしてしまうことはもったいないことではないでしょうか。あのときに異常に気がついていれば、もっと適切に腎臓病に対して管理ができたということがあるかも知れないからです。尿にもっともっと関心をもつことが大切であると思います。このようなことから尿に関する不思議なことについて検討してみることにしましょう。もしも異常があるようなら、尿検査をして正しく診断してもらわなければなりません。

■尿に関する不思議

　　毎日排尿するうえで、一番気がつきやすい異常といえば、尿の色でしょう。普通に見られる色と異なれば、何事かと疑問に思っても不思議ではありません。これが尿の色かと思うほどの異常を示す尿があるのです。尿の色は、からだの健康状態を示す警告反応といえます。ちょうど交通信号の赤、青、黄色と同じです。但し、赤や青の尿は問題なしというわけにはいきませんが……。

■気がつきやすい異常は尿の色

　　次に気がつくことは、尿の量でしょう。一般的には、1日に排出する尿の量は大人では大体1,000～1,500 mlの範囲になります。このような量よりも著しく少ないあるいは多い場合には、明らかに異常と考えないわけにはいきません。

■尿の量

63

もちろん皆さんは、入院患者のように1日に排出する尿の全量を溜めているのではありませんから、その総量がどのくらいかは正確にはわからないでしょうが……。

■尿のにおい
　尿のにおいについても、排尿時になんとなくわかると思います。いつもとは異なる尿が出れば、気になるでしょう。しかし、尿のにおいの原因ではダイコンやニンニクなどの食事やビタミン剤の影響によることが大部分です。明らかにからだにとって重症な糖尿病の場合には、甘酸っぱい臭いがするのです。果実のようなにおいには要注意ということになります。

■尿の味
　尿の味といっても、普通は誰も排尿の度にチェックするわけではありません。一般的には苦いような塩辛い味がするものですが、特殊な場合には味の変化があります。

　また、排尿時に認められる不思議な現象がいくつかあります。きちんと排尿できずに、漏れてしまうとか、痛みを伴うとか、排尿の姿勢の問題、排尿後に出現する震えの問題など不思議なことが数限りなくあります。このような点について考えてみましょう。

尿色の異常

■ 尿の色いろいろ

■黄色い色はウロクロームやウロビリノーゲンの色素によるもの

　尿の色は本来は淡黄色ないし黄金色の透明な液体であるべきものですが、さまざまな条件によって異なります。この黄色い色はウロクロームやウロビリノーゲンという色素によるものです。水分の摂取を制限したようなときとか、朝の第一番の尿とか、激しい運動をして汗をかいた後の水分の補給が少ないようなときなどの場合、発熱時などでは、濃縮された濃い尿となります。逆に、水分を飲み過ぎたような場合には薄められるため、尿の色はほとんど無色透明の液体になっていることがわかります。つまり、からだの中の水分量が少ないときには濃い尿となり、水分量が多いときには薄い尿となるわけです。これは先に述べた水分調節作用の影響によるためです。

　健康なときの尿でも、このように体内の水分の状況により色が濃くなったり、薄くなったり変化するのですが、特殊な薬の服用とか病的な場合には尿の色は多彩な変化を示すことになります。

■ 健康なときの尿でも体内の水分の状況により色が濃くなったり、薄くなったり変化する

健康なときでも、普段の尿の色と異なる場合があります。特に薬を服用したときに認められることが多いのです。昔、回虫の駆除のために海人草(サントニン)という薬を学校で飲まされた記憶のある人がいると思います。筆者も小学生の頃に服用したことがあります。もう今では寄生虫の心配がなくなり、このような薬を飲むことはなくなっています。この薬を服用すると、一時的に周囲はなぜか黄色の世界になり、尿が濃い赤色から褐色がかったようになりました。アリナミンなどのビタミン薬や風邪薬などでも尿は濃い黄色になります。

■ 薬により尿の色が変化する

薬により尿の色が変化するので有名なのは、いわゆる緩下薬の場合でしょう。センナという薬草を使用した下剤、漢方薬などではよく使用されることが多いのですが、この場合には赤から褐色がかってきます。普段見慣れない色の尿を排泄しても、すべてが病的なものではないのです。まず薬の使用がないかをチェックしてみることです(表4)。

表4．尿の外観・色調の異常の原因

無色	: 希釈尿(多尿・尿崩症時)、腎不全、糖尿病
混濁	: 細菌尿、リン酸塩・尿酸塩などの混入、ムチン粘糸
乳状	: 脂肪尿、濃尿、乳び尿
黄色	: ニトロフラントイン、ウロクローム(正常時)、ビタミンB_2、サントニン、アドナなど
褐色	: 濃縮尿(脱水時)、ビリルビン、フェナゾピリジン
赤色	: 血尿(ヘモグロビン、ミオグロビンの混入時、アルカリ性のとき)、ポルフィリン、アニリン色素、ビートなど
赤ピンク色	: フェノールフタレイン、緩下剤(ラキサトール、センナ)、大黄、リファンピシンなど
赤茶色	: ヘモグロビン、血尿(放置尿や酸性尿のとき)
茶黒色	: メトヘモグロビン、メチルドパ、キニーネ、メラニン、ホモゲンチジン酸(アルカプトン尿)
青緑色	: メチレンブルー、緑膿菌感染症尿
暗褐色	: レボドパ(大量投与時)

注) 正常尿は尿濃縮力・希釈力の影響を受けるが、淡黄色から濃コハク色を呈し透明で、混濁はみられない。ウロクロームの色調による。

■ 真っ赤な尿

■ 血尿
■ 肉眼的血尿

病的な尿の色の異常は、いわゆる血尿による場合が一般的でしょう。肉眼的血尿といわれるのは、それこそ血そのものが尿道から排泄される場合です。これはびっくり仰天ものですが、腎結石などの場合には腹痛を伴いますから、痛

みと驚愕で生きた心地がしないのではないでしょうか。膀胱の中にしばらく溜められていると、尿の色は暗赤色から褐色がかった色に変色することがあります。

■ポピュラーな病気は腎炎

　血尿の原因の中でポピュラーな内科的な病気は腎炎という病気でしょう。この原因は専門的にはさまざまな疾患に分類されていますが、臨床的には急性腎炎と慢性腎炎に大きく区別できます。急性腎炎は溶連菌感染症後のものが有名です。これは咽頭炎や感冒などで溶血性連鎖球菌という細菌感染症に罹った後から約2週間後に出現するものです。蛋白尿、肉眼的血尿、乏尿、浮腫（顔面あるいは目の周囲のむくみ）などが認められ、比較的小児に一般的な病気です。急激に発症し、臨床的に特徴的な病像を示すために診断は容易です。この場合の尿は目で見ても血液が混ざっているとわかるほどの赤色から赤褐色に変化します。

　これに対して慢性腎炎というのは発症が明らかでなく、健康診断やなんらかの機会に医療機関を受診して尿検査をしない限り、腎炎の存在に気がつかないことも少なくありません。尿の色もほとんど正常のため、いつ腎炎になったのかわからないほど、自覚症状に乏しいということになります。尿検査により潜血反応が出るとか、顕微鏡的に尿沈渣を検査して赤血球の存在を証明することから血尿（顕微鏡的血尿）が診断されることになります。慢性腎炎の中で肉眼的な血尿を示す疾患もあります。これは日本人に比較的多い疾患でIgA腎症といわれる病気です。一般的には軽度の蛋白尿と血尿（多くは目で見てわからない顕微鏡的な血尿を示します）を特徴とするもので、経過は比較的良好です。この疾患の中には上気道炎などの後、数日してから肉眼的な血尿を示すという特徴があります。

　くるみ割り現象（ナットクラッカー症候群）とは左腎静脈が下行大動脈と上腸管動脈に挟まれることから左腎静脈圧の上昇の結果、上部尿路から出血（肉眼的血尿）がみられるもの、ちょうどくるみ割り器で圧迫されるようなことから名づけられ、小児や若年者に多い現象と言われます。

■泌尿器科的な疾患は結石、悪性腫瘍、特発性腎出血

　泌尿器科的な肉眼的血尿を示す疾患の代表は腎・尿路の結石、悪性腫瘍（腎癌、膀胱腫瘍など）、それに特発性腎出血があります。腎・尿路結石の場合には、血

尿の出現する前に側腹部痛や下腹部痛が認められるのが一般的です。しばしば結石が嵌頓して、なかなか排出されないことがあります。このため水分を負荷して、縄跳びなどをして結石を移動させ、排石を促すことがあります。ビールなどを大量に飲ませて、アルコール利尿を図ることもあります。病人にビールを勧められるのは、この病気くらいでしょう。体外に排石されると、今までの苦痛は嘘だったようにピタッと止まります。

　特発性腎出血というのは、原因の明らかでない腎からの出血をいいます。血尿の原因を懸命に探しても、発見できないためこの名前が付いています。そのうち、自然に出血も消失することがあります。

　尿の色から見ると血尿の場合と変わらないものにヘモグロビン尿やミオグロビン尿というものがあります。マラソンや登山などのような激しい運動をした後、あるいは先の阪神・淡路大震災で注目されたように、筋肉が崩壊物により押しつぶされてしまい筋肉の挫滅を生じるような場合（横紋筋融解症）、筋肉の痛みとともに尿がブドウ酒色をして気がつくのがミオグロビン尿です。このような場合には、脱水症の傾向がありますから尿は少なく、濃い尿となるので、これとミオグロビン尿と誤らないよう注意が必要です。筋肉の中にあるヘモグロビンに似た赤い色素のミオグロビンというのが尿に排泄されるために、外圧や激動により筋肉が融解してしまうことが原因です。

■ミオグロビン尿

■ヘモグロビン尿　ヘモグロビン尿というのは、薬物あるいはなんらかの原因により赤血球が壊れ（溶血）、赤血球の中のヘモグロビンが血液中に出現して、尿の中に排泄されるためにワイン色になるわけです。

　このように尿の色というのも多種多様です。正常の黄色―黄褐色から、血尿の赤色―赤褐色、ワインレッドなどはそれほど珍しくもありませんが、特殊な病気や薬物の使用によっては緑色（インジゴカルミン、メチレンブルーなどの色素、プソイドモナス感染症）あるいは黒色（アルカプトン尿症、メラニン、キニーネ、メチルドーパ、メトヘモグロビンなど）の尿が出現することもあるのです。虹の七色ではありませんが、尿といっても本当に多彩なものです。青い色の尿などが出れば、それこそまっ青になることでしょう。長期入院中の尿道カテーテルを留置している患者が採尿バッグに蓄尿されている場合、青紫色の尿が溜まっていることがあります。これは紫色採尿バッグ症候群といって尿中の

インジカンという物質が細菌により紫色のヒ素（インジゴ）となるためで、尿自体は紫色ではないのです。

■ おしっこの牛乳

　今まで経験した尿の異常の中で最もびっくりした尿は白い尿です。まるで、牛乳を排泄しているような乳白色の尿です。この人は女性でしたが、診察のときに尿が白いのですと言われました。実物はそのときに持ってこなかったのですが、次の診察のときに試験管に入れて持ってきてもらうことにしました。まさしく牛乳で、このような尿は教科書では乳び尿や脂肪尿として有名でしたから、医者なら慌てることはないのですが、素人の人はびっくりするでしょう。

　ところが、意外と患者は驚いてはいないようなのです。出身地を聞いてみると奄美大島ということで、納得できました。つまり、この地方にはフィラリアという風土病があり、おそらく周囲の人の中に、同様の尿を示した人がいたのでしょう。この乳び尿はフィラリアという病気だけでなくリンパ管の閉塞などによっても認められます。リンパ管は脂肪が運搬される管ですが、なんらかの原因でリンパ管と尿路系が交通していると、このような脂肪尿が認められることになるのです。

　この患者はフィラリアという診断がつき、薬物療法で完治しましたが、女性の場合には子宮癌などからリンパ管と膀胱が交通してしまい、このような脂肪尿を見ることがあるので注意しなければなりません。外傷の後や放射線治療などの後にも、膀胱部とリンパ管の交通がこのような病態をつくることになるのです。

尿量の異常

■ 多尿——ドラム缶いっぱいの尿が

　私たちは1日にどのくらいの尿を排尿するのでしょうか。もう皆さんは既に尿の量がどのようにして決まるのかということは理解できたと思いますが、体内の水分量（血液の浸透圧＝血液の濃さ）を一定の範囲に維持するために腎臓が尿量を決めているのです。それまでの体内水分量の状況、飲食物の摂取量などにより排泄される尿量は自然に決まってしまうのです。たくさんの飲料水を飲

■牛乳を排泄しているような乳白色の尿

めば、必然的に尿量は増加するのが正常ですし、飲料水の摂取量を制限すれば尿量は減少してくるのです。

　からだの巧妙な仕組みには、水や電解質といわれる物質について体内に取り込まれる量と排泄される量との間にバランスがとれているという特徴があります。摂取量というのは飲食物の中に含まれる水分量と体内の代謝により出現する代謝水という量からなり、合計すると 2,100〜2,300 ml となります。排泄される量には皮膚や気道から蒸発する水分量（これは目に見えないため意識されることはない）と便あるいは尿として排泄される量からなり、合計すると 2,100〜2,300 ml になるのです。つまり摂取量と排泄量はバランスを保っているわけです。このようにバランスを維持するために、腎臓は尿量を体内水分量の状況に応じて変化させて調節していることになります。

■摂取量と排泄量はバランスを保っている

　しかし、尿量はどこまでも少なくすることは実はできないのです。尿の重要な働きの1つに老廃物を排泄するという機能があります。通常の食事や体内の代謝により生じたこの代謝産物や食事から取り込まれる塩分などを尿として排泄するために、少なくとも 500 ml 程度の水分は必要なわけです。

■尿として排泄するために 500 ml 程度の水分が必要

　どうして 500 ml かというと、正常の腎臓であっても尿を濃くする能力（尿濃縮力）に限界があるためです。したがってこの量以下（400 ml）では老廃物などの溶質の排泄は十分ではないため、血液の中に蓄積することになります。これは腎臓の働きが不良なことを意味します。腎臓に働きが不良になると、この尿濃縮力は低下するため、不要老廃物などの物質を排泄するためには、さらに水分が必要になります。このようなことから通常の食事と飲料水を摂取している腎機能が正常な人でも、無理なく老廃物を排泄するためには一般的に、尿量は 1,000〜1,500 ml 程度必要であるといえます（表5）。

■無理なく老廃物を排泄するためには尿量は 1,000〜1,500 ml 程度必要

　腎機能が不良な人は、むやみやたらと水分を飲むとからだに溜まってしまうことになります。特に長期透析治療を受けている人の場合には、尿量はせいぜいあっても 200〜300 ml というところですから、1日に摂取する水分は 800 ml 程度にしておかないと次の透析までに極端に体重が増加してしまうことになります。

表5．尿量の異常

尿　量：通常の食事下では 800～1,500 ml/日
　　　　但し、異常な腎外性の排泄・喪失時のない場合（例えば、過剰発汗、嘔吐、消化液喪失など）、体液のバランスの維持により尿量が規定される。

　　　尿量＝（食物・飲料水などの水分＋代謝水）－（不感蒸泄＋便中水分量）
　　　無尿＜100 ml/日
　　　多尿≧2,500 ml/日
　　　乏尿＜400 ml/日
尿　閉：膀胱内に尿の貯留があるが、排尿ができない状態
夜間尿：通常の排尿の日内変動がなく、夜間に尿量が増加する状態
　　　　腎不全や前立腺肥大症などに出現
頻　尿：排尿回数が多い状態。特に下部尿路感染症、前立腺肥大症に出現

■ 多尿の原因——出るから飲むのか、飲むから出るのか

　正常の尿量よりもはるかにたくさんの量を排泄する状態、例えば 2,500～3,000 ml 以上の尿量を多尿といいます。この状態はさまざまな原因により出現します。心因的な問題、ストレスや精神的に異常な状態にある場合には、異常な水分量を摂取することがあります。特別にのどが渇いているわけでもないのに、日に 4～6 l も摂取するような状態です。これは心因性の多飲症といわれますが、この場合には尿は 4～5 l に及ぶことになります。1回の尿量も多いし、排尿回数も多くなります。それこそ1日中トイレ通いというような状況になってしまいます。尿も薄い水のような尿（希釈尿）を排泄することになります。この病気は病名からわかるとおり、精神的あるいは心理的な問題点がある患者、特に女性に多いようです。心理的あるいは精神的なストレスなどの問題を抱え込んでいることが原因ですから、治療は精神科的な助けを必要とします。

■多飲症

■尿崩症

　多尿を示す病気にはこのほかに尿崩症という疾患があります。この病気でも尿量は1日に 4～5 l 以上出ますが、心因性の多飲症とは違ったメカニズムにより出現することになります。これはなんらかの原因により脳の中の視床下部あるいは脳下垂体から抗利尿ホルモンが産生または分泌されないという疾患です。この抗利尿ホルモン（バゾプレシン）は腎臓の集合管で尿を濃縮する作用があるホルモンです。このホルモンが分泌されないと、尿は薄い尿となり、尿量が多くなります。また、たとえ抗利尿ホルモンが分泌されていても、このホルモンが作用すべき腎臓の集合管で作用しなければ同じことになります。つまり、

なんらかの原因により腎臓の尿細管から集合管にかけて異常があると、このホルモンが作用しなくなれば尿崩症の病態を出現させることになるわけです。この状態を特に腎性尿崩症といい、本来の尿崩症を中枢性尿崩症と区別することができます。

このような状況で、もしも水分を摂取しないとすると、尿は濃縮されずに排泄され、水分を失うことになります。この結果、血液の浸透圧は次第に濃縮され、からだの中の水分は減少してしまい脱水症になってしまいます。正常の状態であれば、脱水症のために血液の浸透圧は上昇し、当然のどの渇きを感じるようになり、水分が手に入る環境であれば、脱水症を避けるために水分を補給することになるわけです。この多尿による脱水症を防止するためにたくさんの水分を摂取することになり、多尿と多飲の悪循環に陥ることになります。

先に述べた心因性の多飲症ではたくさんの尿が出るのは水をたくさん飲むためであり、尿崩症では尿がたくさん出るために、脱水症を防止するためにたくさんの水分を補給するために多飲するという違いがあるわけです。尿がたくさん出るといっても安心していられないわけです。もちろん1日に3l以上も出れば異常であるとわかりますが、このような多尿の場合に注意しなければならないのです。このような大きな原因が隠されているという点から尿量をチェックする必要があります（表6）。

表6．多尿の原因

1．水分利尿	2．浸透圧利尿
1）水分摂取量の増加	糖尿病
飲料水摂取量の増加	慢性腎不全（多尿期）
点滴負荷量の増加	急性腎不全（利尿期）
心因性多飲症	利尿薬（ループ利尿薬）の投与
2）濾過水分の再吸収障害	マンニトール投与
中枢性尿崩症（ADHの欠如）	post obstructive diuresis
腎性尿崩症（ADH反応性の欠如）	

■多尿を示す疾患には糖尿病や末期腎不全

■浸透圧利尿

心因性多飲症や尿崩症ほどの大量の尿が出るわけではありませんが、多尿を示す疾患には糖尿病や末期腎不全があります。糖尿病では血液の中の糖濃度が著しく高いために、腎臓において浸透圧利尿作用により水分が糖の排泄に伴って引っ張られて排泄されることによります。これを浸透圧利尿といいます。こ

の結果、体内の水分が喪失するために、のどが渇き、水分をたくさん摂取することになるわけです。糖尿病では多飲多食という症状が有名ですが、水分をたくさん摂取する理由は尿中に強制的に水分を喪失する結果、体内の水分を補給する意味があるわけです。血糖のコントロールをすることにより、多尿は軽減〜消失することになります。

　腎臓の働きが悪くなっても、尿量は多くなります。特に慢性腎不全という状態では多尿を示します。この理由はいくつか考えられています。腎機能が悪いために体内に尿素窒素などの老廃物が蓄積することになります。このためそのような物質を排泄するための尿量が必要なわけですが、尿を濃くするという働きが次第に低下してくるために、水分がそれだけ必要になります。尿素などが糖尿と同じように、浸透圧利尿として作用するかも知れません。また、昼間に排尿が多く、夜間には少ないという日内リズム現象がなくなるということも関係するとされています。この排尿の日内変動が逆転すると、夜間に排尿が増えるということになり、夜間多尿は腎不全の1つの特徴になります。このような夜間尿に加えて、腎不全の末期には、尿は血液と同じ程度の濃さである、等張尿というのが特徴です。これは腎機能の中で尿を濃くする働き（尿濃縮力）や、尿を薄める働き（尿希釈力）がなくなってしまうためです。

■等張尿

　以上のように、多尿というのはさまざまな原因により出現しますが、単純に飲水量を増やしたために尿量が増加するというのではなく、1日の尿量が2,500 ml以上にもなるような場合には、明らかに異常です。尿量が多いからといっても、腎臓の働きは必ずしも良好なわけではないということを肝に銘じておいてください。このようなときには、医療機関を受診して、原因を解明することが大切になります。

寒いときにはなぜ尿が出やすいのか

　尿の量は体内の水分状況により変化することが理解できますが、アルコールを摂取した後とか、緊張したときや寒いときにも尿意を感じることが多くなります。例えば、試験の前とか、重要な人と会わなければならないようなときなどにも、その前にトイレに行きたくなるものです。特別に膀胱内に尿がたくさん溜まっているわけでもないのに、不思議とトイレに行きたくなるのです。

夏が近づくにつれて、ビルの屋上では即席のビアガーデンの準備が始まります。最近では女性もビールを愛好する人が増えてきています。ビールを飲んでいると、液体の量そのものが多いことも関係するのですが、アルコールによる影響からトイレ通いが頻繁になります。このため本当のアルコール好きな人は、却ってビールよりもアルコール濃度の高いウイスキーや冷酒の方を好むことになります。しかしながら、コップ1杯のビールの喉越しのうまさは格別であることには、誰も異論はありません。

　このようにアルコールを摂取すると、どうしてトイレが近くなるのでしょうか。ビールの場合にはお腹にもたれると言われるように、水分量が多くなるため、一種の水分負荷という状態になり、過剰の水分を排泄するという作用が認められることになります。ところが、これだけの問題で尿量が増えるというのではありません。アルコールにより心臓がドキドキして血液の流れが活発になり、腎臓へいく血液の量が増加することも関係するかも知れませんが、どうもアルコールと抗利尿ホルモンとの関係を考えないと難しいのです。

■抗利尿ホルモンの分泌を抑制する因子

　このホルモン（バゾプレシン、ADHとも略されます）を刺激したり、抑制したりする因子はさまざまあります。ADHの分泌を抑制する因子の中で最も重要なものは、血液の浸透圧の低下あるいは血液量の増加があります。それ以外にも低温環境あるいは各種薬物の影響があります。血圧を上げる作用のある副腎髄質から出るノルエピネフリンあるいは少量のモルヒネなどもそうですが、アルコールにもADHの分泌を抑制する作用のあることが知られています。

■アルコール利尿

　つまりアルコールは薬理的な作用によりADHの分泌を抑制することにより、腎臓の遠位部において水分の再吸収を減少させるため、尿量を増加させることになります。このためアルコール利尿という状態になるわけです。ところが人によっては、このアルコール利尿の反応が乏しい人もいます。このような利尿作用については単純ではないようです。

　寒いときに利尿になりやすいというのもこのADHの分泌に関係があると考えることができます。寒冷の環境により、ADHの分泌は抑制されるからです。しかしながら、寒冷環境では手足が冷たくなって末梢循環は悪くなり、また発汗などによる水分の喪失はないために体内に水分が貯留する傾向にあります。このことはさらにADH分泌を抑制することになり、利尿反応を増す因子でも

あります。このような因子の総合的な結果、寒いときには尿が多くなるというわけです。

お茶と利尿作用

　尿が多くなること（利尿作用）に関係のある飲料水というと、お茶やコーヒーなどのカフェイン飲料が有名です。このような飲み物がどうして利尿作用を示すかという理由は、テオフィリンやカフェインに関係があると思われます。お茶をたくさん服用すると、アルコールと同じように水分の負荷になります。しかし、単純に水分負荷とは異なり、それ以上の利尿反応が生じることになります。これはお茶の成分が腎臓へいく血液量を増し、濾過作用が増すことと関係があるからです。

　もしも腎機能が低下している状態において、十分な利尿を確保するためには、利尿薬を使用せざるを得ません。昔の人は、腎臓が悪くなり、むくみが出現するようになるとスイカを食べさせ、おしっこの出をよくしようとしたものです。スイカの中には何かしらの利尿作用を有する成分があるのかも知れませんが、むしろスイカには水分負荷という意味も大きかったのではないでしょうか。現在では直接的に利尿作用を促進させる有効な薬がたくさんあります。

■利尿薬
■サイアザイド系の利尿薬

　利尿薬には、その作用メカニズムの違いにより、いくつかの種類があります。最もポピュラーな薬はサイアザイド系の利尿薬です。これは一昔前には、高血圧の治療薬としてよく使われました。高血圧の原因も体内に過剰に塩分が貯留して生じることが関係しますから、このような降圧利尿薬により尿中に過剰な塩分の排泄を促進させることがよいわけです。現在では、もっと別の作用機序による降圧薬がありますから、このサイアザイド系の利尿薬はあまり使用されなくなっています。

■ループ利尿薬

　利尿を期待するためには、効果のもっと強力なループ利尿薬という薬があります。この薬はサイアザイド系の利尿薬に比べて、はるかに強力で、服用量を増せば増すほど作用が認められ、しかも腎機能が障害されている腎不全の状態でも効果があるという特徴があります。しかしながら、効果がある反面、それなりの副作用があるのも止むを得ません。特に注意しなければならないのは、カリウムの喪失による低カリウム血症、カリウム欠乏です。このため果物や野

菜などからカリウムを補給することが大切です。

■抗アルドステロン薬

　このカリウム喪失という利尿薬の欠点を補う薬として、特殊な抗アルドステロン薬という利尿薬があります。この利尿作用は弱いのですが、尿にカリウムを喪失させることはありません。これはアルドステロンという副腎から分泌されるホルモンが過剰であるときに、特に効果的です。このホルモンと特異的に、拮抗する作用があるからです。この薬も副作用はあります。有名なものは女性化乳房症というもので、男性でもおっぱいが大きくなるという珍しいものです。

乏尿と無尿

■ 現代版腎虚とは

　尿の重要性については少々詳しく述べてきましたから、数日間も尿が出ないということはすなわち死を意味するということが理解できたと思います。ところが、現在の科学の世の中では尿をしなくても生きていくことはできるのです。腎臓の重要な働きである老廃物の排泄と体液の量とその組成を、なんらかの方法により正常に維持することができるのであれば可能なわけです。このことが実現可能になったのは、いわゆる人工腎臓により、腎臓の機能の一部を代行することができるようになったからです。

■人工腎臓により、腎臓の機能の一部を代行することができる

　透析療法という人工的な手段により、腎臓の機能が廃絶しても生存できることになりました。わが国は世界で最も長期透析患者を有している国ということになります。このような長期透析患者では尿量はほとんど出ないか、実際的に完全に無尿の人もいるわけです。現在のところわが国には、最長では44年9ヵ月(2012年末)にわたって透析治療により維持されている患者さんが生存しているのです。透析療法の進歩は目覚ましく、国民約411.4人に1人の割合で透析患者がいるということになり、この比率は世界でも最も多いことになります。

　長期透析患者の尿はせいぜい100 ml程度しか出ません。チョロチョロと出るかまったく出ない人も多いわけです。尿が出ないといろいろ煩わしいことがないと思うのは素人の浅はかさで、気持ちよく尿が出る方がどれほどいいか、このような状態になってみればありがたさがよくわかるでしょう。慢性透析治療についてはここでは詳しく述べませんが、尿量が急激に減少する急性腎不全について考えてみましょう。

■1日に排泄される尿量が400 mℓ以下を乏尿
■1日に排泄される尿量が100 mℓ以下を無尿

それまで健康であった人に、急に尿量が少なくなった状態は極めて重大な問題で、生命の危険を意味する緊急事態です。1日に排泄される尿量が400 mℓ以下の状態を乏尿(表7)といい、100 mℓ以下の状態を無尿といいます。無尿といっても、尿量が0ではありません。まったく尿量がないときには完全無尿として区別することになります。このような状態は腎臓において尿がつくられないことを示しているので、注意しなければなりません。このような尿量の減少は乏尿性の急性腎不全という状態を意味するのです。尿が出ないといっても、これは尿閉と区別する必要があります。カテーテルにより導尿して、膀胱に尿が存在しているのかを確認しなければなりません。尿閉という状態では、導尿により尿を得ることができます。

■尿閉

表7. 乏尿の原因

1. 水分摂取量の減少
　　渇感の欠如～減退、水分負荷量の減少
2. 腎外性水分喪失量の増加
　　大量発汗、嘔吐、下痢、腸瘻、消化液の吸引、
　　不感蒸泄量の増加
3. 濾過水分量の減少
　　ショック時、循環血漿量の減少
　　(高度の浮腫、脱水症、心不全、出血など)
4. 腎機能障害時
　　急性乏尿性腎不全、慢性腎不全末期、
　　急性腎炎の極期、糸球体の高度炎症・閉塞
5. 腎後性尿路閉塞
　　上部尿路病変(腎盂～尿管)
　　下部尿路病変(膀胱～前立腺～尿道)

■急性腎不全はなんらかの原因で腎臓の働きが急になくなってしまった状態

急性腎不全というのは、今まで腎機能が正常であったのに、なんらかの原因で腎臓の働きが急に悪くなってしまった状態です。例えば、血圧が急激に低下したショックの場合、激しい運動や高温などで大量の汗をかき脱水症になった場合などでは、腎臓へいく血液の量が減少し、尿がつくられなくなってしまうことがあります。このほかにも原因は多数あります。

急性腎不全というのはその成因により、大きく3つに区別されています。腎臓に流入する血液の量がなんらかの原因により減少する場合を腎前性の腎不全、腎臓そのものの機能が障害されたために生じる腎不全を腎性腎不全、腎臓

以降の部分に障害があるために腎不全になる腎後性の腎不全の3つです。

　このような分類は原因による区別ですが、これは治療方法にそれぞれ違いがあるためにも有用な分類と言えます。腎前性の腎不全では急激なショックに至るほどの血圧低下、脱水症、心機能の障害などにより生じるために、治療としては血圧を正常に維持すること、脱水症などの体液の異常（欠乏）を改善させることが治療方針となります。このタイプは早期に診断して、適切な治療が行われれば器質的な腎不全にならずに回復させることが可能です。しかし、治療が遅れると、次の腎性の腎不全に移行してしまいます。

　腎性腎不全とは、腎臓を障害する薬物（腎毒性薬物）や急激な腎臓を障害する炎症が存在するときに腎臓の尿細管の壊死が認められるタイプです。この腎不全でも、基本的には回復可能なことが知られています。しかしながら、このような腎不全を招く原因は多彩で、全身的な状態が不良なことが多いために、透析療法を積極的に行ったとしても、その生存率はせいぜい約50％程度でしかないことが知られています。

　腎後性腎不全とは、尿管、膀胱、尿道などの部位になんらかの閉塞を生じる原因があり、このため腎臓でつくられた尿が尿路を通過できず、上部あるいは下部の尿路に貯留してしまいます。したがって、多くは無尿を示すことになります。治療法としては、尿路の閉塞を外科的に除去することが行われます。早期に治療することにより、腎臓そのものは障害を受けずに回復することになります。

■急性腎不全は回復する可能性がある

　このように急性腎不全は回復する可能性をもっています。原因が解除されたら、あるいは壊死を起こした尿細管が回復することにより尿排泄が再び認められるようになります。特に急性乏尿性腎不全という状態では、この回復期には尿量は増加して利尿期という時期に移行します。しかし注意しなければならないことは、利尿が認められたからといってすぐには安心してしまわないことです。確かに尿が出現するということは回復の徴候であることには違いないのですが、この時期には意外とさまざまな合併症が出現しやすいのです。特に利尿により多量の水分や電解質が尿に喪失して、電解質のバランスを崩してしまうことが多いのです。このためより注意深い治療が必要とされるわけです。

　腎後性の急性腎不全では、閉塞を除去することにより尿を再び尿道から排泄

することができます。この際、今まで貯留していた尿が堰を切ったように排出するわけですが、血液中に老廃物が蓄積していたことも関係して、浸透圧利尿というような利尿反応が認められること（閉塞解除後の利尿）になります。

乏尿と浮腫

■ 気持ちよく出ない若い女性の悩み

　若い女性は美容を気にする特性があります。もしもこの特性が失われれば、男性たるもの生き甲斐がなくなるのではないでしょうか。これは男性の目を意識して、引きつけるためのものばかりではなく、女性自身のためでもあるのです。このためか、年頃の女性に限らず、自分自身の健康やスタイル、容貌に人一倍気をつけるようです。しかしものには限度があります。それほど太っていないのに、太った太ったという口癖は、少々嫌みに聞こえるものです。若い女性の悩みは数多くありますが、肥満、便秘、むくみ、ニキビ……などなど尽きることはありません。このため効果のあるという食事療法や健康法があると聞けば、理論上少々あやしげなものであっても果敢に試みてみるようです。

　この数多い悩みの1つであるむくみということを考えてみることにしましょう。むくみというのは医学用語では浮腫といいます。浮腫と肥満とは別物です。しばしば食べ過ぎて太ってきたにもかかわらず、最近ちょっとむくみっぽくなったなどと自嘲気味に外来を受診するご婦人もいるわけです。浮腫というのは体液量の過剰によるもので、間質組織に体液が過剰に増加した状態をいいます。肥満というのは当然脂肪組織の過剰・肥大によるわけです。明らかに両者は異なるものなのです。

■浮腫と肥満は別物

■むくみは体液量が過剰に増加した状態

　浮腫の原因（表8）は多数ありますが、ただ単に水分を過剰に摂取しただけでは出現することはありません。塩辛い食事を摂取すると、当然喉が渇き、水分を摂取することになります。このような場合には、一時的に体液量が増加するわけですが、これが持続的に認められるということはありません。正常人に食塩を大量に含む食事を摂取させると、その翌朝は手足がはれぼったく、顔面や目の回りも膨れぼったくなり、ひどいときには自慢の二重瞼も一重になることがあるかも知れません。ところが、このような体液量の増加は一過性のものであるはずで、腎機能が正常である限り過剰の食塩や水は腎臓から容易に排泄され

るはずです。排泄できないのであれば、腎臓の機能検査をした方がよいでしょう。

表8．浮腫の原因

全身性浮腫	局所性浮腫
1．心臓性 　　うっ血性心不全 2．肝臓性 　　腹水を伴う肝硬変 3．腎臓性 　　急性腎炎、ネフローゼ症候群、腎不全 4．内分泌性 　　粘液水腫、甲状腺機能亢進症、月経前浮腫 5．栄養障害性 　　脚気、吸収不全症候群、悪液質などの低栄養 6．特発性浮腫 7．薬剤性 　　非ステロイド系抗炎症薬、ホルモン剤（副腎皮質ステロイド、エストロゲン、経口避妊薬など）、ビンクリスチン、甘草、ナトリウム含有薬など	1．静脈性 　　上大静脈症候群、静脈血栓症、静脈瘤など 2．リンパ性 　　術後、放射線照射後、癌、フィラリアなどによるリンパ管閉塞 3．血管神経性 　　クインケの浮腫、遺伝性血管神経性浮腫（HANE） 4．炎症性 　　炎症、外傷、アレルギー、血管炎など

■浮腫感

　　このような状態は言ってみれば、浮腫感とすべきものです。浮腫とは明らかに区別されるものです。浮腫というのはこのような浮腫感という状況に加えて、客観的に、第三者にも体液量が増加していることを示す徴候が存在することが必要です。浮腫が存在すると、自覚的には膨れぼったい顔貌、特に目の周囲に著しくなります。このような状態だけで外来を受診しても、担当医は日頃の顔つきを知らなければ、なんとも言えないことになります。それこそ普段の顔つきを示す写真を持参でもしない限りは不可能です。もちろん二重瞼の人が、一重になるような高度の場合には浮腫の存在を理解することができるでしょう。

■浮腫の存在は圧痕を残す皮膚と数日の間に体重が急激に増加した場合

　　顔つき以外にも、女性の場合には指輪がきつくなるとか、靴がきゅうくつになるとかの訴えがあります。手指や足の腫脹も程度によりけりで、少量の場合には客観性に乏しいものです。第三者にもわかる浮腫の存在は圧痕を残す皮膚

と数日の間に体重が急激に増加した場合です。浮腫を知るために向こうずねの皮膚を上から押すと、ペコンとへっこむことを確認することが診断法です。これは医師でなくてもわかることですが、皮膚の下が堅いことが必要です。このため脛骨という足の向こうずねの部とか足背部や額の部が適しています。指の頭で数秒押すことにより圧痕ができるかどうかをチェックすることです。

■体重の変化は正常人では1日に1.5kg以下の日内変動

　体重の変化というのは正常人では1日に1.5 kg以下の日内変動しか示さないと言われています。浮腫が出現するときには、この日内変動以上の体重増加を示すことになります。また浮腫の存在しているときには、健康時の体重と比べて増加しています。理由は体液量が増加しているからです。浮腫が出現し始めるときは、からだの中に水分や塩分を取り込んでいる状態のために、尿量は減少してくることになります。

ストレス過剰の悩み

■浮腫の原因

　浮腫が出現する前には尿量は減少してきます。浮腫の原因はたくさんあります。全身に出現する場合と局所的に出現する場合があります（図24）。前者の原因には心不全や肝硬変、腎臓病、腎不全、ネフローゼ症候群などのように肝心（腎）要の臓器の障害によるものですから重大な病気です。適切な検査を行い、治療を急がなければなりません。後者はアレルギーや炎症性の変化あるいはリ

全身性因子
　糸球体濾過値の低下
　アルドステロン分泌増加
　抗利尿ホルモンの増加
　ナトリウム利尿ホルモンの低下
　物理的因子の変化（腎灌流圧、血漿膠質浸透圧）

　有効循環血漿量減少
　門脈圧亢進
　心拍出量低下
　血漿膠質浸透圧低下

局所性因子
　スターリング法則による水分移動の異常
　毛細血管の透過性亢進
　リンパ流の障害　　など

ナトリウム・水分排泄障害

全身性浮腫　　　　　局所性浮腫

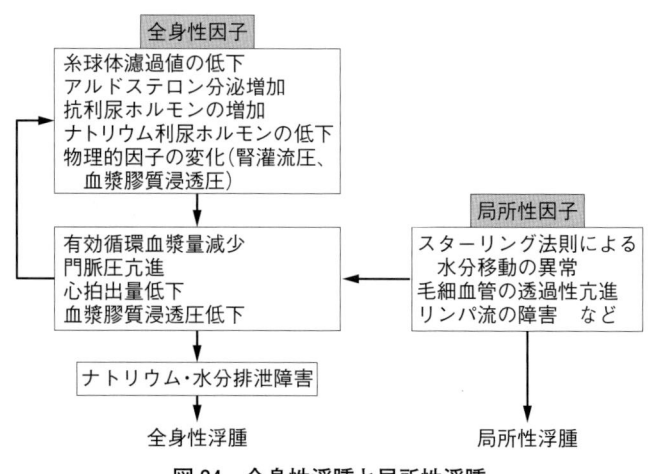

図24．全身性浮腫と局所性浮腫

ンパ管や静脈の閉塞などにより出現する浮腫で、原因となる因子を除去することにより浮腫は消失します。

　これらの全身性浮腫の原因はさまざまですが、根本的には体液量の過剰が存在し、これを腎臓が適切に処理できないことが問題になるわけです。腎臓の機能が低下していると過剰の体液を尿として排泄することができなくなりますから、このため摂取量の方を制限することが必要になります。つまり水分と塩分の制限が必須になるわけです。これはどのような浮腫の場合にも当てはまるものです。

■特発性浮腫

　ところが、肝臓や心臓や腎臓あるいは薬剤など浮腫の原因となる明らかな問題がないのに、全身性の浮腫がみられる場合があります。これには特発性浮腫という厳めしい名前が付けられています。特発性という用語の実体は、言い換えれば原因不明という医学用語です。

　この浮腫の特徴は、原因として肝、腎、心などの全身性の浮腫の原因となる疾患がなく、思春期から中年にかけての女性に特徴的な浮腫で、男性にはほとんど報告はないとされています。この時期の女性はさまざまな女性としての内分泌系の盛んな時期にあたります。このため原因を女性ホルモンの異常によると考えられたことがあります。実際、女性では生理前（月経前浮腫）とか更年期に浮腫がしばしば認められることが多いことが知られています。このような浮腫は周期的な変動を示すことが多いようです。

■月経前浮腫

■特発性浮腫の特徴

　しかし、特発性浮腫の定義からはこのような女性ホルモンの異常による浮腫は含まれないことになっています。この浮腫の特徴は臨床像にあるといえます。この年齢は20〜40歳程度の女性で、体重の日内変動が大きく、正常の1.5kgから著しく増加し、浮腫時の口渇感が強いという特徴があります。さらに、ストレスの多い職業婦人にしばしば認められ、容姿や美容的な面への執着心が強く、しかも神経質、精神的な不安定性、心気的な性格を有しているというものです。

　この浮腫は生命の危険性はほとんどなく、それほど重症度はないのですが、治療は相当困難です。このような婦人は男性と同等に働くというような環境下にあり、相当のストレスのもとで生活していることになるわけです。交感神経系の緊張状態、自律神経障害、その他さまざまなストレスシャワーを浴びてい

ることになります。このような因子は腎臓の水・ナトリウムの排泄障害の原因となります。この病態を示す患者では立位の位置で下肢に血液が溜まりやすくなることが知られています。この結果、相対的にからだの血管の中を流れる有効循環血漿量が減少することになるのです。このため、からだは体液が少ないものと勘違いしてしまい、からだに水分やナトリウムを取り込もうとするのです。これらのホルモンとしては、先に述べました抗利尿ホルモン、アルドステロンがあります。

　このことは水分を負荷してみて、その後どのくらい尿として排泄できるかを調べる検査により確認することができます。寝た位置（臥位）での水分負荷検査では、正常人と同じように負荷量を排泄することができますが、立位の状態にして検査をすると正常人とは異なり、水分排泄の障害が認められるのです。

　このことから考えると、なぜ男性にもこのようなことが出現しないのか不思議なものです。女性と同様に、多くの男性も現代の社会では相当のストレスが身に降りかかってきているのですから……。すべからく、あまり緊張状態の強い環境にいることは賢明ではないようですね。

利尿薬はやせ薬ではない

　女性に特有な性格に、自分の美容を人一倍気にすることがあります。もう少し足が細く、スマートになればとか、ウエストがキリッと締まればとか、足首が細くなればとか、目尻のしわが気になって、笑うのを控えてみたりとか……。

　若い女性の悩みの最大のものは肥満でしょう。しばしばやせ薬と称する薬剤を密かに使用してみたり、下剤で下痢を生じさせたり、利尿作用のある薬を乱用したりすることになります。体内から無理矢理に水分や電解質を除去すると、脱水状態になるのですが、このような病的な状態にしてでも美を保とうということにすさまじいものを感じるわけです。

　先に述べた特発性の浮腫の患者では、むくみっぽい感じをとろうとして、しばしば利尿薬の使用を、しかも隠れて試みることがあります。確かに浮腫が存在しているので、からだには水やナトリウムが過剰になっているわけです。利尿薬はこのような過剰な体液を尿として排泄することになるので、理に叶った方法と考えられるのでしょうが、いくつかの問題があるのです。

このような人はあまりにも浮腫感を気にし過ぎる嫌いがあります。安易に浮腫感を取り除こうとして、このような薬を使用するのですが、腎臓の機能が正常に保たれている限り、余分な水分やナトリウムなどは本来自然に排泄されるのです。しかしながら待てば自然に排泄されるものを、半自然的に薬に頼り、強制的に、短期間に取り除こうと焦ってしまうのでしょう。思うようにむくみがとれないと、薬を増量してしまい、さらに習慣性になり、もう薬は手放せなくなってしまいます。薬の服用量はさらに増量を繰り返し、悪循環に陥ることになります。

ところが、このような場合に用いられることの多い利尿薬の中でも強力な作用をもつループ利尿薬を長期間使用すると、薬剤の副作用が出現することになります。薬はリスクを伴います。どのような薬にも副作用はありますが、利尿薬の副作用としては、尿中へのカリウムの喪失があります。水分やナトリウムを失うことは、利尿を付けるために必要な主作用ですが、大部分の利尿薬ではカリウム喪失から、低カリウム血症、カリウム欠乏を招くことになります。カリウムは神経・筋肉の興奮性に関係するため、この欠乏によりしびれ感、筋脱力、筋麻痺、不整脈などの症状が出現することになります。このため、利尿薬を長期間使用しているときには、血漿のカリウム濃度を定期的にチェックして、欠乏があるかどうかを調べておかなければなりません。

■利尿薬の副作用

■大部分の利尿薬でカリウム喪失、低カリウム血症、カリウム欠乏を招く

カリウム欠乏を防止するためには、食事などからカリウムを十分補給することが大切です。このほかに特殊なカリウムを喪失しないマイルドな利尿薬を併用することが行われます。この代表はアルドステロンというホルモンの作用を特異的に抑える（拮抗する）、抗アルドステロン薬という薬を使用するのがいいわけです。

■ 偽物を見分ける

利尿薬を手放せなくなった特発性の浮腫の患者では、利尿薬の副作用による低カリウム血症、代謝性アルカローシス、レニン・アルドステロンというホルモンが増加した状態になることがあります。この病態は Bartter 症候群という病気に、非常に類似したもので、偽物 Bartter 症候群といわれています。どのような場合でも、偽物を見つけることはなかなか大変なことですが、その道の

■偽物 Bartter 症候群

利尿薬はやせ薬ではない

プロではそれなりのコツがあるのです。この種の偽ブランドの摘発には、尿の中にフロセマイドという薬が紛れ込んでいないかをチェックすることが診断の決め手になります。

排尿異常

■ 満杯になってもちっとも出ない尿閉

■膀胱の容量のうち 2/3 程度になると尿意を感じる

　膀胱の容量が満杯になってから、排尿の刺激が起こるのではありません。膀胱の容量のうち 2/3 程度になると、尿意を感じます。もう排尿してもいいよという刺激が生じます。この刺激は脳にもたらされますが、直ちに排尿開始というわけにはいきません。赤ちゃんならいざ知らず、少なくとも小学生以上であれば、周囲の状況や環境を考えて排尿をしていいかどうかを決めることになります。大人でもこの自制ができないと、場所をわきまえずに道路に立ちションをしたり、意に反した粗相をしてしまうことになるのです。

　ここで尿が膀胱から排泄されるメカニズムについて、少し考えてみることにしましょう。

■膀胱の壁に存在する知覚神経が尿意の原因となり、容量が増加すると排尿を刺激する

　膀胱に尿が溜まると、ある一定量の容量が溜まることにより脳はそれを感知し、尿意として自覚することになります。この尿意を感じるためには膀胱の中に溜まった尿の量が、膀胱の容量の約 70～80% 近くなることにより、膀胱の圧力が生じます。膀胱の内圧が上昇することにより、膀胱の壁に存在する知覚神経が尿意の原因となります。これ以上の容量が増加すると尿意はより強く感じ、排尿刺激を生じます。この刺激は抑制刺激の影響にあるため、周囲の状況により排尿してもよいのか、もう少し我慢すべきかにより排尿が実際行われるかどうかが決まります。

　膀胱の最大容量は人により異なりますが、約 500 ml 程度であると言われています。脳は尿意を感じて排尿をしてもよいかどうかを決めますが、脳はさまざまな因子により影響を受ける微妙な臓器です。なんらかの興奮することがあったり、緊張することがあったり、心理的な強いストレスが加わると、排尿の神経に異常をきたすことになります。排尿の刺激が強くなったり、逆に抑制が強くなったりするのです。

　排尿するには尿意を感じる刺激と排尿筋を弛緩させる刺激の二重支配にある

■排尿は尿意を感じる刺激と排尿筋を弛緩させる刺激の二重支配

ため、複雑です。どちらの神経刺激も正常に働かないと、きちんと排尿することはできません（図25）。

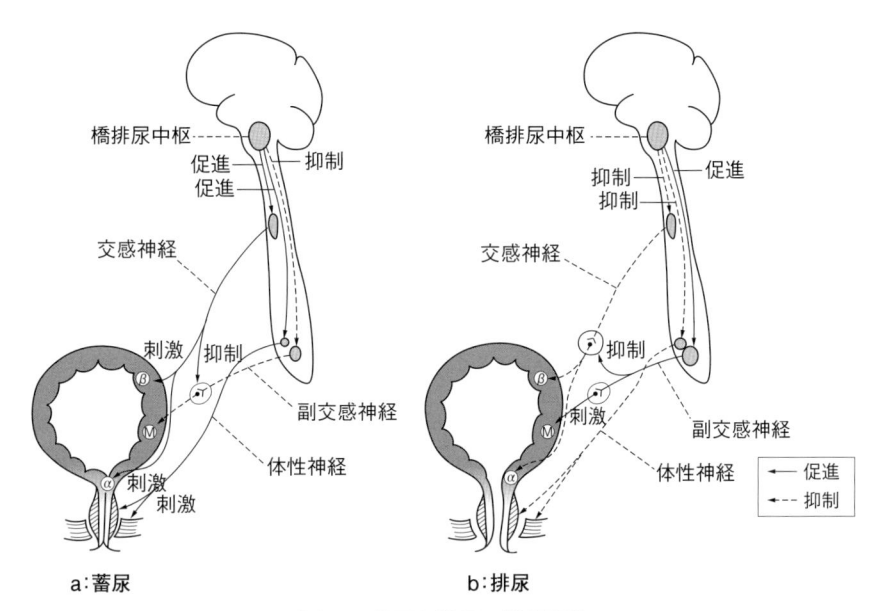

図25．蓄尿と排尿の神経調節

　腎臓で尿はつくられているにもかかわらず、これが体外に排泄されずにいる状態があります。膀胱の中には大量の尿が貯留しているにもかかわらず、おしっこが出ないことがあるのです。この状態を尿閉といいます。無尿では膀胱の中には尿はほとんどありません。これに対して尿閉は下腹部が膨満し、膀胱の中に大量の尿があることを示すことから区別されます。このためカテーテルを用いて導尿することにより尿が得られるかどうかを確認する必要があります。原因はもちろん異なるので、治療法も違います。

■尿閉

　尿閉では尿道の抵抗増加、膀胱利尿筋の収縮力の減少の結果、尿排出力が低下して、正常のように尿を膀胱から排出させることができないために、膀胱の中に常に尿が溜まってしまうことが原因です。このように排泄されずに膀胱に溜まった尿を残尿といいます。
　尿閉といっても、完全に尿が排泄できない完全尿閉と部分的に排泄すること

が可能な不完全尿閉とに区別されます。前者の完全尿閉という状態では膀胱の中には尿が充満して、激しい、耐えられないほどの尿意があるにもかかわらず、尿道から一滴も尿が排泄されないわけです。このような状態は下っ腹が膨隆し、妊娠時よりも非常に苦しい状態であることは想像することができるでしょう。

　先日、アルコールを飲み過ぎた女性に尿閉が出現した例を経験しました。この女性は尿の出ないことに気がついたのですが、もう少し水分を飲めば尿が出るかと思い、ジュースやコーヒーをさらに摂取してしまい、ますます下腹部が膨満し、まさに臨月の状態になっていました。アルコールの中に含まれるホップが排尿筋の麻痺を起こすとされており、このため尿閉が出現したと考えられます。ビールの銘柄によってはホップの含量に違いのあることがあるためでしょうか、今までビールを飲んでも尿閉にならなかったのでしょうかね。

■ 溜まっていても出せない苦痛

　なんらかの理由で尿を我慢しなければならない状態があったとしましょう。例えば、少し尿意があったにもかかわらず、急いで乗った電車にトイレがない場合に、どのような感じになるでしょうか。意志の力で収縮させることのできる外尿道括約筋を必死の思いで収縮させ、押しては寄せ、ひいては繰り返す波のように襲いかかる下腹部の重圧感を耐える気持ちを想像することができるでしょう。冷や汗が出て、足を踏みならし、あるいはじっと耐えて、波の静まるのを待つのは、ちょうど出産時の陣痛にも比較されるものでしょう。

■尿閉の原因

　尿閉の原因は、下部尿路の通過障害が基本にあり、これになんらかの誘因が加わることにより急に出現します。感冒、深酒、便秘、薬物（睡眠薬、抗ヒスタミン薬、抗潰瘍薬などの副交感神経を遮断する作用を示す薬物）などの因子があると、膀胱利尿筋の収縮力が急激に低下するために突発的に出現することになります。

■不完全尿閉は膀胱の中に尿が部分的に残る状態

■残尿感

　これに対して、不完全尿閉というのは膀胱の中に尿が部分的に残る状態です。正常では排尿が行われると、膀胱の中には尿は存在しません。完全に、一滴も残りなく排泄されるわけです。この不完全尿閉の状態では尿は部分的に排泄されるために、完全尿閉ほどの苦痛はありませんが、残尿感が生じることになります。このような残尿が慢性的に存在すると、膀胱の中で細菌が繁殖する原因

となり、慢性の膀胱炎が認められやすいことになります。

　尿閉の処置はとりあえず膀胱内に溜まった尿をカテーテルにより導尿する必要があります。完全尿閉であれば、原因となる下部尿路（尿道から膀胱の出口部）の通過障害を除去することが治療となります。具体的には前立腺肥大症、前立腺癌、尿道狭窄症のほかに、脊髄疾患や糖尿病などを原因とした低緊張性の神経因性膀胱などがあります。もちろん誘因となった薬物などの服薬は中止しなければなりません。

　不完全尿閉の場合にも、カテーテルにより導尿して、残尿の程度を知る必要があります。この残尿の量が100〜300 mlもあれば、本来の膀胱の容量をそれだけ少なくすることになりますから（機能的な膀胱容量の減少）、頻回に少しずつ尿を出さなければならない状態、頻尿という状態になります。さらに残尿が増加するようになれば、膀胱の利尿筋は拡張しっぱなしの状態になってしまいます。この場合には緊張状態は低下しており、収縮量は減少しているため排尿の力は元気よくありません。

　さらに残尿が増加して、もうこれ以上は尿を溜めることができないような状態にまで過進展してしまうと、膀胱の中に溜まった尿が意志に無関係に、不随意的に漏れてしまうことがあります。これを奇異性尿失禁または溢流性尿失禁といいます。このような状態では膀胱は1,000〜1,200 mlもの尿を溜め込んでしまっていることになり、普通の膀胱の2〜2.5倍もの容量を示すことになるわけです（「7．排尿障害」、147頁参照）。ちょうどダムに溜まった水がせき止められずに、ダムの上から溢れ出てしまうことに例えることができます。

■奇異性尿失禁または溢流性尿失禁

■ 挿入の仕方

■導尿

　導尿というのはゴムでできたカテーテルを尿道から膀胱に通して、膀胱の中に溜まった尿を体外に導き出すことです。外尿道口の大きさを見ればわかりますが、ピタッと合わさっているので、太いカテーテルの挿入時は非常に苦痛を伴います。孔の大きさに合わせてカテーテルを選択する必要があります。ゼリーを塗りながら、尿道の粘膜を傷つけないように、ゆっくりゆっくりと中に入れていくのにはコツがあります。

　特に男性の場合にはペニスが長いという問題があります。この長い尿道のト

ンネルの中を突き進んでいくのですが、前立腺の部から膀胱に入る部位に抵抗があり、押しても引いてもなかなか膀胱まで入れることが難しい場合があるのです。お年寄りの場合には、前立腺肥大症などを合併していると抵抗が強く、容易には入っていきません。このようなときにはペニスの尖端を引っ張るようにして、角度を水平近くにもっていくと、うまくいくことがあるようです。

　若い男性の場合にも、挿入が相当難しいことがあります。それこそ恥ずかしがって、ペニスがむくむくし出すと、もういけません。細い尿道の回りを周囲の海綿体が圧迫し、おまけに角度が直角近くになりますから、挿入はもう不可能になります。痛みにより耐え難い難行苦行の苦痛以外の何物でもありません。このようなときには、いさぎよく中断して、時間をおいてから再度試みるしかありません。

　女性の場合には、それに比べると比較的楽といえます。尿道そのものは太く、しかも長さは短いために、尿道に入り込めれば膀胱までは容易に進むことはできます。しかも男性のような障害物は途中にはないからです。但し、外尿道口を見つけることに習熟することが必要です。導尿の場合には、体位を工夫すれば、孔を見つけることは簡単です。

　カテーテル導尿は尿閉などの場合には必須の治療手段ですが、安易に行わない方がいいのです。尿道から細菌を膀胱に送り込む可能性があるからです。厳重な消毒と滅菌法により慎重に行う注意が大切です。また、いつまでも入れっ放しにしておくことは膀胱炎を生じさせるためよくないことです。

尿の回数が多い頻尿

■ 回数はどのくらいがいいの

　私たちは通常の生活をしている限り、1日約5〜6回の排尿をするのが普通です。これ以上に尿回数が増加するのは、なんらかの原因があると考えないわけにはいきません。習慣的に飲料水をたくさん摂取しているとか、トイレに行ってもわずかの尿しか出ないのに、残尿感のためにトイレ通いをしなければならない場合とか、昼間はそうでもないのに、夜になるとトイレに頻繁に行きたくなるなどです。このように頻繁にトイレに行きたくなる、すなわち排尿回数が異常に多くなることを頻尿といいます。

■頻尿

■夜間頻尿

　頻尿の定義としては、回数が問題であり、排尿する尿の量そのものは問題とはしないものです。中身より回数が重要であるということです。夜間だけトイレ通いが多い場合を夜間頻尿といいます。寝る前には、水分を摂り過ぎないようにしなければいけませんね。夜間の脱水症を心配するあまり、睡眠前に水分摂取を勧めることが多いようですが、飲み過ぎないようにする必要があります。過剰に摂取すると、寝ついたと思ってウトウトしたと思ったら、またトイレに行かなければならないのでは、おちおち休んでいられません。

■ トイレ通いが多いのは

■頻尿の原因

　頻尿の原因はさまざまです。腎尿路疾患がなくても、正常の腎機能の場合にも頻尿は認められます。例えば、先に挙げた飲料水を大量に摂取した場合です。この結果は多尿になり、頻回にトイレ通いが必要になります。また、糖尿病や

■多尿による頻尿

尿崩症、腎不全の利尿期などの病気の場合にも、多尿による頻尿がみられることになります。このような場合には頻尿と同時に、1回の尿量も比較的多いことが特徴となります。

■尿量が比較的少ないのに頻尿となる場合

　これに対して、尿量が比較的少ないのに頻尿となる場合もあります。例えば、膀胱の容量が少ないときです。タンクの容量が少なければ、すぐに満杯になってしまうため、トイレに頻繁に行って、タンクを空にする必要があるからです。この原因にはさまざまな病気の結果、二次的に膀胱内の容量が減少する場合と膀胱自体の容積は変わらないのに膀胱の外からあるいは中からのなんらかの圧力因子により、実質的な膀胱の内部貯溜容積が減少していることが原因である場合とに区別できます。

　結核による萎縮性膀胱炎といわれる慢性の炎症性の疾患とか、放射線治療を受けて膀胱が萎縮した放射性膀胱炎などが前者の代表です。後者は膀胱内に巨大な結石が存在するとか、あるいは、膀胱が周囲の臓器などの外部因子により圧迫されて、膀胱の容量が二次的に減少してくる場合などがその例です。

　妊娠した婦人が頻尿になる理由は、大部分が肥大した子宮により膀胱が圧迫されることに関係したものです。巨大な子宮筋腫や直腸の腫瘍の場合にも膀胱が圧迫されることにより妊娠と同様の機序で、頻尿となります。妊娠時の頻尿は正常の反応ですから心配はいりませんが、もしも妊娠していないのにこのよ

うな頻尿があれば、その原因を探る必要があります。このタイプの頻尿では、尿を排泄するときには、特に痛みなどの症状を伴うことはないのが特徴です。

■膀胱神経の過敏症　神経性の頻尿は膀胱神経の過敏症により排尿回数が増加するもので、精神的なストレスや緊張があまりにも続くときなどに生じることがあります。試験の始まる前になると、必ずトイレに行きたくなる人はこの好例です。この神経性頻尿では、睡眠中には頻尿は認められないことから、その他の原因と区別することができます。さらに排尿を司る筋肉や神経の異常によっても頻尿が認められます。

膀胱を支配する神経の機能不全により膀胱の不随意筋が収縮するために出現する神経因性膀胱の場合や膀胱利尿筋の過剰反射によるものがあります。少しの刺激により膀胱利尿筋が反応して、すぐに排尿感が生じるもので、前立腺疾患(前立腺肥大症や前立腺腫瘍)や膀胱炎が原因となります。膀胱炎や前立腺疾患による頻尿の場合には、1回に排尿する尿量は少ないこと、排尿のときになんらかの症状(排尿痛や違和感、残尿感など)を伴うことが一般的になりますから、原因をある程度推測することができます。例えば、頻尿の場合には、排尿痛があるかどうかは原因を探るうえで重要なことです。

新婚さんに多い頻尿

新婚ほやほやの婦人ではさまざまな尿に関係した問題が出現します（最近では必ずしも新婚時に限ったことではなく同様のことが起こり得ますが）。

解剖学的に腟の近くに位置している外尿道口にも、当然この影響が及び、汚染されて、簡単に細菌感染を起こしてしまうことになります。このようなタイプの膀胱炎は別名、蜜月性膀胱炎(honey moon cystitis)という正式の医学用語になっているほどです。事を至すときには、まず男性の局部は清潔に、局部だけでなく手指も清潔にすることが大切です。

■蜜月性膀胱炎

新婚旅行で、このような蜜月性膀胱炎にでもなってしまったら、楽しいはずの、思い出深いはずの旅行も、苦痛の、くたびれる旅行になってしまいます。度々のトイレ通いに加えて、発熱、腰痛、排尿時痛、しぶり尿の状態になってしまいます。

■急性の膀胱炎　急性の膀胱炎であれば、原因となる細菌に感受性のある抗生物質を投与する

ことにより一般的には容易に治癒します。しかしながら、抗生物質を服用すると、簡単に症状は消失するために不完全な治療のままで済まされてしまうことが往々にしてあります。症状がなくなればそれで治ったというのではなく、原因菌を完全に殺してしまわないといけません。このため症状がなくても、服薬は最低1週間は続ける必要があります。もちろん原因菌に効き目のある抗生物質を服薬するわけで、これは尿を培養して確認する検査によらなければなりません。またできる限り水分の摂取を増して、尿量を十分に確保することも大切です。尿を排泄することにより膀胱の中を洗い流すことになるからです。

■膀胱炎を何度も再発する婦人

　膀胱炎を何度も再発する婦人がいます。決して不潔にしているわけではないのでしょうが、罹りやすい人がいるものです。外尿道口の位置の問題があるのか、なんらかの防御機構が弱いのかも知れません。膀胱炎の再発と性交渉との関係についても検討する必要があります。女性の場合には美容のためといっては寒い時期にも薄着をして腰が冷えたり、仕事が忙し過ぎて排尿を我慢し過ぎたり、生理のときの清潔さが損なわれたりするような場合にも、膀胱炎に罹ることがあります。あまりにも度々再発するようでしたら、泌尿器科的な検査も必要になるでしょう。

■急性腎盂腎炎

　急性膀胱炎が度々再発するとか、不完全な治療であるとか、膀胱炎のような下部の感染症が尿管を伝わって上部の腎盂などに波及すると急性腎盂腎炎という病気になることがあります。急激な悪寒と発熱、腰痛、排尿異常、残尿感などが主な症状になります。早期のうちに完全に治してしまうことが一番でしょう。

■慢性腎盂腎炎

　一方、慢性腎盂腎炎では、あまりにも自覚症状に乏しいため放置されることになりやすいことが問題です。せいぜいだるさとか微熱、腰痛くらいで、急性腎盂腎炎のような発熱や著しい排尿障害などがみられないために放置されることがあります。尿の変化も特徴的な所見に乏しいことが少なくありません。このため長期化する危険性があるわけです。慢性腎盂腎炎が長引きますと、腎機能が徐々に低下して、尿濃縮力が障害されることが特徴です。尿を濃くすることができず、最終的には腎不全に至ることになります。初期のうちに、完全に治療しておくことが望まれるわけです。

　慢性腎盂腎炎というのは細菌感染症によるものばかりではありません。カリ

ウム欠乏症による腎障害あるいは薬剤による腎障害などの慢性の間質性腎症という腎臓の障害によっても同様の病像を示すことがあります。糖尿病の場合も腎盂腎炎を併発しやすいことがあります。

お尻の拭き方

■膀胱炎の一般的な原因は腸内細菌

　膀胱炎の一般的な原因は腸内細菌として知られている大腸菌です。女性では一度や二度は、膀胱炎に罹ったことがある人が多いのではないでしょうか。なぜ女性に膀胱炎が出現しやすいのかという理由があります。それは男性とは異なり、肛門と近い位置にある女性の外尿道口は絶えず大腸菌の脅威にさらされているからです。腟内には乳酸菌であるデーデルライン桿菌という細菌が存在しているので、その粘膜や体液は酸性になり感染症など外部からの異常、細菌の侵入を防御をしているのですが、尿道の粘膜にはこのような強力な防御機構はありません。しかも、女性の尿道は男性に比べて極端に短く、外尿道口の感染から細菌が容易に尿道から膀胱に侵入してしまうことになるからです。

　この大腸菌の侵入を防止するためには日常的な注意が必要です。排便時の、お尻の拭き方にも注意が必要です。前から拭くか、後ろから拭くか、それが問題なのです。肛門の方の後ろから腟の前の方に便を拭くことは、便の中に大量に存在する大腸菌をわざわざ外尿道口に運んでくることになります。これでは大腸菌を培養するのとなんら代わりありません。男性の場合には、特別前から拭こうが、後ろから拭こうが、それほど大きな問題にはなりませんが、女性の場合には常に、前方から後方に拭く習慣を付けておかなければなりません。

かみの助けを必要とする人間

　用便後に肛門の脇に付着した便をきれいに除くことは、人間以外の動物では考えられないことです。犬でも猫でも排便後の肛門はきれいです。しかしながらチンパンジーでは、用便の後の始末をするとか、しないとか……。このような行為は食物の違いによるとも考えられますが、それだけではありません。犬などの動物の排便状態を観察するとわかりますが、排便時には直腸が内部より外部にめくれ、いわば自然脱肛の状態になり、用便後はそれが内部に引っ込み、取り込まれるために外側の肛門自体には便が付着しないというわけです。なぜ

人間だけが、便の後始末をしなければならないのでしょうか。

　これは人間の食事が雑食性のために、便そのものが軟らかいという特徴があるほかに、身体的に問題があるからなのです。猿などと比べてみると、人間のお尻は立派です。これは人間が立位の姿勢を保つために、お尻の筋肉である臀筋がよく発達しているからです。この結果、肛門がお尻の奥深くに隠れてしまったこと、直腸の粘膜が他の動物のように自然脱肛にならないことなどが影響しているようです。人間には痔疾が多いことはよく知られていますが、脱肛までいくのは少々重症ですね……。

　やや便秘気味の便は適当な堅さがありますから、周囲にはあまり影響は及びませんが、特に軟便の状態では、肛門周囲に便を付着させてしまうことになりかねません。紙でなんべん拭いても、取り切れない状態が軟便の困るところでしょう。もちろん、ヒトたるもの赤ん坊でも清潔の思想により、用便後はお尻の周りをきれいにするということは大切なことです。便が肛門周囲に付着していると、周囲が炎症を帯び、痛痒くなることを皆さんは一度は経験していると思います。

　特に皮膚が軟らかな赤ん坊では用便後には、肛門周囲を清潔に保たないと、赤くただれてしまうことになり、いつまでたっても泣き止まないことになってしまいます。

　このように排便後の肛門を拭くという行為は、人間にしか認められないものと言えるわけです。このため、いかにきれいに、しかも肛門を傷つけずに、快適に拭けるかということからさまざまな用具、素材が検討されてきたのです。昔から木の葉、石、縄、ヘラなどの用具が使用されてきたということが知られています。昔、どこかの田舎では木の端と端にちょうど股の位置に縄を掛け、用便が済むと、縄にまたがり端から端まで歩くことにより、自動的に肛門に付着した便を拭くことが行われていたという話もあります。これは手を使わずに、頭を使った便利な方法といえますが、前に使った人の後で使用するにはやや抵抗感がありますね。それとも自分専用の縄が用意されていたのでしょうか。

　あるいは宗教的な理由からか中近東などでは、水をかけて手できれいに掃除するという方法もあります。これに使用する手は常に左手であり、このため左手は不浄な手とされています。インドでは食事は箸やフォークを使用しないで、

手で直接摘んでおり、このため右手が食事専用になっているというわけです。インドでは左ぎっちょの人はどのようにすればよいのでしょうか。

　お相撲さんや極端に太った人では、自分の手で用便後の後始末が困難になることがあります。後ろに手が回らないということは、いいことなのか、悪いことなのかわからなくなってきますね。このためには他人の手を煩わせることに相成ります。付け人さんも大変ですが、これも修行の一つ、勉強、便教、として頑張らなければ仕方ありませんね。

贅沢な拭き方

　傑作なのはラブレーの"ガルガンチュウ物語"という書物の中に書かれている方法です。医師である作者は、排便後の後始末に拭き心地という点から、紙以外にありとあらゆる素材をチェックしてみたということです。その本の第13章の"尻を拭く妙案を創出したガルガンチュウの優れた頭の働きをグラングウジェが認めたこと"に書かれています。

　これによると用便後の後始末の素材として、ハンカチ、クッション、シーツ、パジャマなどはまあいいとしても、襟巻、ビロードの帽子、さまざまな素材の帽子、などを次から次へと手当たり次第に試してみたという苦心談です。その結果、最高の尻拭きの素材として生きた鷲鳥、それも子どもの鷲鳥の首で拭くのが一番で、暖かく、肌触りのいい、羽毛は最高であるというわけです。

　現在では一般的には私たちは紙で拭くことになります。戦後間もない頃からしばらくの時期、筆者は家庭の便所でも新聞紙で拭いていた覚えがあります。どこの新聞社の紙がよいのか忘れましたが、時には印刷の炭でお尻が黒くなったことがありました。最近は、どこもかしこもトイレットペーパーです。オイルショックの頃はそれこそ紙不足で、買い占め騒ぎ、あちらこちらのお店に長蛇の列で買い求めたということが思い出されます。トイレの紙質もメーカーによりさまざまです。世界を旅行した人の話によると、世界中でも、わが国のトイレの紙質は折りがみつきの製品であるということです。

　最近は、わが国も水洗トイレが家庭に普及し、しかも和式スタイルではなく、腰掛け式の洋式スタイルが好まれています。どちらを好むかは個人個人の趣味によりますが、用便時に息まずに、疲れないという利点がある洋式型が適して

いるようです。痔疾の人や長時間かけて排便する人には、自然のスタイルである腰掛け式の洋式が主流になりつつあるようですが、人によると、従来の和式のウンチングスタイルの方でないと、出るものもうまくいかないと言います。

かみの不在の時代

　洋式型とともにウォシュレットといわれる装置を備えたタイプがあります。この装置を使うと、さらに快適です。排便後に肛門周囲に付着した便をまず温かい水流で洗い落とし、肛門をきれいにしてから、然る後に紙で拭くかあるいは、暖かい風で水分を自然乾燥させるという方式です。確かに、なま暖かい水量と温風が、微妙な肛門をソフトタッチに刺激して心地よいものです。

　ラブレーがこの方法を知ったら、なんというでしょうか。前言取り消しというところでしょうか。怠け者はこの温風で乾かすために、敢えて紙で拭く必要がないとさえいっています。現代ではかみは必要がない時代なのかも知れません。いずれにしろ、特に痔疾患に悩む人はまずはウォシュレットの使用をお試しあれ。

　また、西洋では入浴する習慣が日本ほどではありませんから、体臭を消すことあるいは性器の防臭と清潔を維持するためにビデが用いられてきています。わが国にも水洗トイレの普及によりビデを備えたトイレが評判のようです。このようなトイレであればご婦人が用便後に局部を水で流して、清潔にすることが可能になりました。このような習慣も、生活が欧風化してくることにより、次第に一般家庭にも普及してきています。

尿のにおい

■ 噴出する

　正常な尿では、新鮮な場合であれば不快なにおいはありません。むしろ揮発性の酸の影響で、一種独特の芳香性のにおいがするものです。特に朝一番の尿は、この影響を強く感じます。新鮮な尿にもかかわらず、アンモニア臭がするのは膀胱炎などの尿路感染症や尿路閉塞症が疑われます。これは残尿などの影響で膀胱に溜められた尿が膀胱の中にはびこる細菌の働きにより尿素からアンモニアがつくられたためです。

■アンモニア臭

新鮮な尿にはアンモニア臭はありませんが、これを長時間室内に放置しておくと、細菌によりアンモニアがつくられるためアンモニア臭がすることになります。病室の患者用トイレのそばには蓄尿瓶や蓄尿用バッグがところ狭しと並べられています。蓄尿というのは１日排泄された全量の尿を溜めて、尿量や尿中の蛋白質や糖の排泄量を検査するために必要なものです。長時間にわたって尿を放置しておくため、特に夏期においては、ひどい尿臭があたり一面に漂うことになります。
　最近はトイレが清潔になり、水洗便所となったために肥溜めに尿を溜める習慣がなくなりましたが、まだまだ尿を溜めている場所もあります。ひと昔前では汲み取り式の便所でしたから、どこのうちでもその家に独特のトイレのにおいがし、芳香剤を金隠しの前の壁にぶら下げていたものです。この懐かしい、古びたようなトイレのにおいの効用は、何か精神的に落ちつくという印象がありました。
　昔から、思索に適した場所として３つの上が知られています。馬上、枕上それに厠上の３つです。現代的に言い換えると、通勤電車などの車中、寝床の中それにトイレの中です。考えをまとめ、思索する場として、このような場所は現代でも意義があると言えます。
　さて、トイレは現代では都市の大部分は水洗便所になって、昔のようにアンモニア臭が紛々とした悪臭を放つ場所でなくなりつつありますが、このアンモニア臭の効果については現代の脳生理学者が次のような事実を証明してきました。オレンジ、ビャクダン、バラ、ラベンダーなどのエッセンスはアンモニアやアルコール系の物質と同じであり、本能を司る古い大脳皮質に作用して心の鎮静効果をもつといわれています。
　ひと頃森林浴として、樹木から発するフェトンチッドという物質により心の安らぎや精神的な健康に効果があると言われたものと同じような作用があるというものです。いずれにしろアンモニアやアルコール系の物質がリラックス効果をもつことが明らかになってきたのです。昔の人が思索に適した場所として、トイレを挙げたのもむべなるかなということができましょう。

■ 甘美なにおい

■異常の原因は、食物や薬剤の影響

　尿のにおいの異常の原因は、食物や薬剤の影響が一番です。ニンニクやアスパラガス、大根などを摂取した後にも、特有の尿のにおいが生じることになります。このような臭気は、特別の人でない限り好まれませんが、尿の中には時には、芳醇な、うっとりするような果実臭を醸し出す尿があります。すべての尿のにおいがこのように魅惑的な場合であればよかったのにと思うのは、浅はかなことなのでしょう。便にしろ、尿にしろ、平常のときには、排泄されたものを再び口に摂取することのないように、神様がこのような、不快ではないが、注意信号としての特有の尿の臭気を考えたのでしょう。

　このような魅惑的な、果実臭のする甘い尿で思い出すのが宇治拾遺物語に出てくる説話でしょう。あるお姫さまをひと目見て思いが募り、どうにもいたたまれなくなった色好みの中納言平中は、これまで振られたこともないことが自慢でしたが、このお姫さまからは色よい返事は得られません。自尊心を傷つけられ、それでもあきらめ切れない平中は、思いをかけている人の糞便を見れば、興ざめをして思いを断つことができようと考えたのです。下女がお姫さまの用便後のおまるを処理するところをうまくかすめ取って、はやる心を抑えて中身を確認することができたのです。ところが、つい先ほどひねり出したばかりの便器の中は、黄金色に輝く、何ともいわれない、かぐわしい香の物が入っていたということです。平中の考えを事前に察知したのか知らずか、このお姫さまの工作にはさすがの平中も恐れ入るばかりということでした。思いを断ち切れるという状況には至らず、ますます思いは募るばかりのノイローゼに陥ってしまったということでした。

危険なにおい

　尿の臭気は新鮮なものであれば、それほど不快なものではないのですが、時間がたつにつれて、アンモニア臭となり鼻を突く刺激臭が強くなってきます。尿のにおいにより病気の診断が可能なものがあります。独特の臭気を示すのは重症の糖尿病におけるアセトン臭というにおいです。これは果実のようなにおいを示すもので、糖尿病の患者の高度の場合にみられます。この尿の中にはケトン体という物質が存在するためです。このケトン体というのは糖尿病のコン

■アセトン臭

トロールの不良な時期だけではなく、飢餓の状態にも出現します。
　このようなケトン体は糖・脂肪代謝の異常時に生じるのです。糖尿病や長く続く飢餓のときには脂肪代謝の変化がみられることになります。脂肪代謝によりアセトン、アセト酢酸などのケトン体といわれる物質が血液中に高濃度に出現し、これが尿の中に排泄されることが原因です。糖尿病の中でも重症の糖尿病性ケトアシドーシスという状態では尿のケトン体が強陽性に出現することが知られています。また、果実のような臭いを示す病気に、メイプル尿症という珍しい病気があります。いずれにしろ便にしろ、尿にしろ、そのにおいが甘い香り豊かであるのは要注意ということになるのでしょう。

つばを付ける

　犬の嗅覚は素晴らしいことがよく知られています。国際線の飛行場では麻薬犬なる特別に訓練を受けた犬が麻薬の密輸入を阻止するために活躍しています。人間では到底かなわぬ、この鋭敏な嗅覚により犬の世界は生存しているのです。世の中にはさまざまな香りや、においが充満しています。都市に住む犬には自動車の排気ガス、トイレから立ち込める臭気、家庭から流れてくる食事時のおいしそうなにおいなど……。
　犬を散歩に連れていった場合に、どうして犬は電信柱などに尿を頻繁にする行動をとるのでしょうか。排尿する前に、クンクンと電信柱の周囲をかいで回り、その後おもむろに片足を上げて、ほんの少し尿を出すだけで終わり、またしばらくすると近くの電信柱に同じように尿をすることになります。
　この行為は散歩の道順を覚えておくための手段としての犬の習性によるためであるとか、犬が自分の領域（テリトリー）を示し、自分の守備範囲を他の犬に注意させ、領海侵犯をしないように、この領域に近づけないようにするためだとか説明されています。言ってみれば、美味しい食べ物があれば、他人に食べられないように先につばを付けておくようなものかも知れません。
　このような排尿時に片足を上げるのは雄の犬で、雌犬はしとやかに、しゃがんでおしっこをするようです。小型の犬では、逆立ちをしてまでもできる限り高い位置に尿をかけて自分がいかに大きな犬であるかを誇示し、示威するということです。このようなマーキングという現象は、自分の性別や序列を雌に意

識させ、自分の存在を誇示することなのです。雄という動物はいかに見栄っぱりというか、なんともいじらしいまでの努力を惜しまないものですね。

尿とフェロモン

■ いつでもいいよ

　雌が雄を引きつけたり、あるいは雄が雌を引きつけたりするような物質をフェロモンといいます。性的な催引物というものですが、これは同じ種族にしか効果を示さないといわれています。種族の維持のためには、異性を引き寄せ、性行動を誘発させることにより種族の繁栄を維持しようとするわけです。動物の種類によりこのフェロモンのつくられる場所に違いがあるようですが、アポクリン腺という汗腺の一種、特に腋窩あるいは外陰部にみられることがよく知られていますが、このほかにも、動物によっては腟、肛門腺から出現するフェロモンも知られています。尿の中にも、このフェロモンのほか性ホルモンそのものも含まれています。

　このようなフェロモンの働きとしては、性的な意味があるのです。フェロモンをにおわせることにより今なら受け入れる準備がありますよと雄に伝える信号といえます。これが鼻から嗅覚により脳に伝えられると、脳下垂体から性腺刺激ホルモンが分泌され、発情ホルモン、男性ホルモンの分泌が促進されることになります。この結果、雄は性衝動が誘発され、交尾が行われるということになるわけです。一種の香水のようなものと言えるでしょう。

　人ではこのようなフェロモンを知覚する感覚は乏しくなっているようです。嗅覚の衰えによるだけではないのですが、何もフェロモンの力を借りなくても性衝動は出現します。人は不思議なことにいつでも発情している動物と言えます。動物のように季節により決められた時期にしかできないわけではありません。のべつ幕なし、成人になれば、チャンスをうかがいながら、機会があればいつまでもと強欲な動物なのです。これは人の性衝動が単なる種族の維持という目的のためだけに用いられるものではないことを示しています。

　動物学者の読み物によれば、女性は経済的な安定を得る目的から雄を引きつけるために、いつでも準備オーライという状況になってしまったということのようです。ヒトが猿から進化した時期に、さまざまな特徴的なからだの変化が

みられています。乳房にしろ、お尻にしろ、体毛にしろ、ヒトと他の動物との違いが明らかなものは、それなりに機能の意味づけがされています。すべて種族の繁栄と維持を目的とし、意味があると考えることができるようです。

尿の味

■ どんな味がするの

　尿を味わったことのある人はどのくらいいるでしょうか。自分の尿であれば、新鮮な、健康なときのものであれば、指にちょっとつけて味わってみるのもそれほど気持ち悪くはないでしょう。しかし他人の尿を飲む方にむしろ興味があるというと、やや変態がかってくることになります。

　医学の領域で尿は非常に重要な検体として利用されています。血液のように採血という特殊なテクニックを必要としませんし、検体の量もほぼ検査に必要な量からみると無制限に近い量が手に入ります。この尿の成分を検査することは、現代医学には欠かすことのできない検査法と言えます。このため現在ではさまざまな病気の診断に応用されています。

　昔から尿の量を見たり、色の具合を見たり、においを嗅いだりするのは当然のことですが、尿を味わって診断するということはあまりなかったようです。糖尿の場合には、尿の中に糖分が入っていますから甘いので、昔の人は実際尿を味わってみて、甘いかどうかによって病気の診断をしていたのかも知れません。しかし病人の尿は、それこそ細菌が紛れ込んでいるかも知れませんから診断として味わうことは不潔、危険です。特に実際は糖尿病ではしばしば尿路感染症を合併していることが多いために、避けた方がよさそうです。

アリのままに

　現在のように水洗便所が一般的でなかった当時は、家庭のトイレはどこも汲み取り式でした。肥い溜めが満杯近くなる前に、天秤棒をかついで定期的に汲み取りにきていたわけです。昔は桶と柄杓で汲み取りをしていたわけです。ところが、その後バキュームカーなるものが出現し、機械で糞便を一気に吸い取り、あたりに黄色い臭気をプンプンと撒き散らしていました。このような風景は都会ではもう見かけることのない情景になりました。

夏のある日、汲み取り屋さんは便所の汲み取り口のふたを開けて、柄杓を入れようとしていました。そこにはたくさんのアリが行列をしている光景が目に付きました。アリさんも夏の暑い日に、一生懸命に餌を集めて、厳しい冬に備えているんだなと感慨深げに思いを込めて見つめていました。長年のつきあいから、この家には体格のいいご主人と愛想のいい奥さんと3人の子どものいる家で、家族そろって仲良く暮らしていることを知っていました。ところが、最近旦那さんが痩せてくるようになり、疲れやすく、元気がなくなってきた様子を奥さんから聞かされたばかりでした。

縦列に並んだアリさんは行き帰りに互いに触角をつき合わせては、忙しげに一生懸命に、次から次へと伝令を飛ばして餌を運んでいるようです。夏の時間を惜しむように、今日は忙しい、今日の獲物はおいしいぞというようなかけ声が聞こえてきそうなアリの行列です。その先頭の方を見やると、どうも今日の獲物はトイレに中にあるようです。甘い獲物がたくさんあるぞ、甘い獲物はわしらの宝とでもかけ声をかけているような雰囲気です。

今は昔、このような光景を見ている汲み取り屋さんは、この家族の中に糖尿病を患っている人がいるということを確信をもって家族に教えてくれたという話です。

現代のように、どこもかしこも水洗トイレではこのような恩恵はありません。きれいさっぱりと、すべてをさらりと流してしまえば、このような情緒のある温かい人間関係は期待できません。糞便の中には栄養物がまだまだ十分に残されているのに、昔はそれこそ売り買いできたというのに……。今ではわざわざ水道代を払っても流してしまうとは、何かもったいない気もしますが、これも時代の流れですね。

尿の検査は一般的になりましたが、まだまだ糖尿病の診断が遅れる人も少なくありません。検診時には尿検査を忘れずに。

濁った尿の原因は

■ 愛の結晶

取り立てのホッカホッカの尿は透明で、小麦色をした愛すべき液体です。ほろ苦いビールにも似た液体で、泡の立つのも、なぜかビールに似ていると思う

■尿の濁り

のは、ビール好きの筆者だけでしょうか。尿をガラス瓶に採り、しばらく放置しておくと、次第に尿は濁り始め、ガラスの底には何かしら沈澱物が溜まってきます。そのまま数時間も放置しておけば、そこはかとなく、尿特有のアンモニア臭が漂ってくるのも事実です。

尿の温度が下がってくると、それまで溶けていた物質が析出して、結晶成分として沈澱するようになるのです。これが尿の濁りとして一番大きな原因です。正常の場合でも、尿を長時間放置しておけば、多少の尿の濁りが出現するものです。

小学生の理科の実験で、濃度の濃い食塩水をつくり、これを翌日まで放置しておくと、瓶の底に白い沈澱物が認められるということを経験した人がいることでしょう。食塩水は温度を相当上げても、それほど大量に溶解することはないのですが、一晩放置しておき夜間に温度が下がると、溶解していた食塩が析出することになります。ゆっくりゆっくり水分を蒸発させると、大きなきれいな立方体をした食塩の結晶がみられることになります。これと同じように尿の中に溶けている物質が、温度の低下に伴って析出して結晶をつくることになる

■リン酸や尿酸の結晶が混濁の原因

わけです。リン酸や尿酸の結晶がしばしば尿の混濁の原因となります。このような結晶成分は尿を遠心分離器で分離した後、顕微鏡で見るときれいな結晶が認められることになります。

取り立ての尿が最初から濁っているのは正常ではありません。このような場合は、結晶成分というよりも、細胞成分によると思われます。腎臓から尿道に至る組織の垢として、上皮細胞が含まれたりするわけですが、病的な状態では、赤血球、白血球、円柱という尿独特の成分などが出現してくるのです。採尿の方法によっても、尿の濁りの原因となります。特に女性の場合には、採尿時、陰唇周囲の分泌物や腟内物質などの混入を避ける必要があります。この注意は腎臓病の女性の場合には、尿検査をするときには、必要なことです。腎臓病の尿検査というのはただ尿の中に、蛋白質や糖や、潜血があるかどうかを調べるだけではありません。尿沈渣といって、顕微鏡的に細胞成分や円柱というものがどの程度あるかをチェックするのです。このため、採尿は事前に局部をきれいに拭いてから中間尿という方法で採取する必要があります。

これは排尿時に、最初に出る尿は採らずに捨て、しばらくしてから排尿の中

間あたりをねらってビーカーに尿を採取する方法です。排尿の場合には、膀胱の中にどのくらい尿が溜まっているかはわかると思いますから、どの時分に採取するのがいいかは自分で判断しなければなりません。

■ 淋しい病気

　尿を排泄することになる泌尿器と生殖に携わる生殖器とは互いに密接な関係があるために、いろいろと厄介な問題が生じます。排尿時にキューンという鋭い痛みとともに、おしっこがチョボチョボしか出ず、尿の中に膿のような排泄物（膿尿）がみられる病気は、戦前では成人男子にしばしば認められたものとされています。いわゆる花柳病の代表的な症状です。これは男性に特徴的ともいえる症状です。遊びに行くのが男性ですから当然だと思われるでしょうが、これは相手のいること、相方だってこのような症状があって然るべきでしょう。

　ところが、女性の尿道は短くて、太いのです。この淋病にかかっていても、女性では自覚症状に乏しく、排尿時痛などはみられないと言われています。この病気をもらうと、治療が終了するまで、しばらくは禁欲しなければなりません。本当に淋しい病気ということになります。

　戦前はもちろん、戦後間もなくの時代ではなかなか抗生物質は手に入りにくかったでしょうし、高価であったでしょうが、現在では効果的な抗生物質が多数あります。薬を服用すれば、すぐに症状は治まるでしょうが、指示どおりの服用を続けないと完全に治り切らないことに注意することです。この点は膀胱炎と同じです。尿の検査をすると、淋菌という細菌が顕微鏡の中にうようよしているのが見つかります。

ピンポンゲーム

■性感染症

■クラミジア

　近年では淋病や梅毒などの性病を含めて、広く性交渉により感染する病気（性感染症 sexually transmitted disease；STD）が問題になっています。注目されているものにクラミジアという病気があります。このような性感染症においては、常にパートナーがいることです。病気を自覚している本人だけをいくら治療しても、ピンポン感染症といって、治ったと思う矢先に、再び感染して

しまうことになるのです。特に、クラミジアにしろ淋病にしろ女性の場合には自覚症状に乏しいことが問題です。治療は本人だけでなくパートナーをも対象とすることが是非とも必要になるわけです。

近年の性風俗などの影響で、自覚症状に乏しい人からの水平感染により、多数に蔓延することが起こるのです。特殊な病気というのでなく、一般的な家庭へと徐々に侵入していると言われています。物の本によると、一般成人男性の尿道や出産予定の妊婦の子宮頸管から、それぞれ5％程度の比率でクラミジアが証明されているといわれています。もしもこれに気がつかないで出産すると、垂直感染として、クラミジアによる新生児性肺炎、咽頭炎、結膜炎などを新生児に生じさせることになるのです。風俗関係だけではなく、一般家庭にも侵入してきているということ、ゆめゆめ油断なきように。

唐傘さして

■梅毒

性感染症としては最も古株の梅毒が、近頃ぶり返してきているという物騒な話もあります。この病気は梅の毒と書くので、梅の毒による病気なのかと勘違いする人はまさかいないでしょう。戦前の日本では、遊郭に遊びに行けば勲章のようなもので、お土産にもらってきたもののようです。

この病気はコロンブスがアメリカ新大陸からヨーロッパ大陸に運んだことになっていますが、スペインから瞬く間にヨーロッパ全土に広がってしまったということです。イタリアではこの病気のことをフランス病といい、フランスではイタリア（ナポリ）病ということにより、責任をお互いになすりつけ合っていたようです。ペニシリンが発見されるまでは、決定的な治療法がなく水銀軟膏などでごまかしているだけでしたから、第4期にまで突入した人たちや、かわいそうにも先天的に病気の犠牲になってしまった人も少なくなかったわけです。一般庶民だけではなく、王侯貴族にまで蔓延したということです。

なぜ梅の毒と書くのか、ご存じですか。梅にはシアンという毒があり、木になっている青い梅を食べると、シアン中毒を起こすということから、食べるなと古来から言い伝えられてきています。ここで話している病気は、トリポネーマ パリーダムというスピロヘータ（らせん状の細菌）による病気ですから、この梅とは全然無関係です。

なぜ梅にしたかというと、梅の音読みが"ばい"になるのです。病原菌のことを総称して、一般人はバイ菌と言いますね。外来で細菌感染症を説明するときに細菌などといっても、人によってはピンとこないので、筆者はわざわざバイ菌ということにしています。膀胱炎の説明に、細菌感染症といっても、"最近"感染症を起こしたものかと勘違いすると困るわけです。医学用語にはバイ菌はありません。医者仲間ではバイ菌などというと馬鹿にされてしまいますが。このバイ菌の毒素によるという意味から、ばいどくという名前が付けられているのです。"ばい"という字は、複雑な字で、今では使われていませんが、昔の医学の教科書には梅毒は黴毒という字が使われていました。

ところで、日本にはいつ頃入って来たのでしょうか。わが国に西洋の文明が入ってきたのは種子島にポルトガル人により鉄砲が伝来した頃でしょう。その後、1549年に、「以後よく広まるキリスト教」というように続々と新しい文明が伝来することになるわけです。梅毒もこの頃に上陸したものと考えられるのですが、どうも鉄砲よりも早く伝わってきたようなのです。しかし病気の性格からは、ひょっとすると鉄砲と同時期になのかも知れません。

この病気は日本では"からかさ""とも""唐瘡"ともいわれていたようです。唐傘さして、相合い傘というような情緒のあることではないのですが、唐＝中国から伝わってきたことが示されているようです。"かさ"というのは皮膚の病気を総称して使用された言葉なのです。唐から伝わった珍しい皮膚病というわけです。新しいものは九州からから入ってくるのですが、瞬くうちに関東地方にまで伝来してしまったということです。わが国においても上は将軍から、下は庶民に至るまで平等に罹患し、以後よく広まってしまったようです。

こんどうむ

近年でも同様の現象が問題になっています。アフリカの風土病と考えられていた病気がハイチに伝わり、アメリカからヨーロッパ、全世界に伝播してしまったわけです。これは約400年前の梅毒と同じように、地球的な規模で感染の輪を広げています。この病気はレトロウイルスによるものと考えられているようで、からだの免疫の力を弱めていくため後天性免疫不全症候群（acquired immuno defficiency syndrome；AIDS）と総称されています。歴史は繰り返す

■AIDS

というのでしょうか、こういう性に関係した、確固とした治療法のないやっかいな病気が蔓延するのは困ったものです。当初はホモだちの人の間に流行していたようですが、何もこのような人だけの特殊な病気ではないことが示されました。性交渉が一番の伝染源になることは確実なようです。

近い将来には、梅毒のときと同じように、根本的な治療法が開発されることを期待したいと思いますが、この病気には現在では特効薬といわれるような、高価な治療薬が使用されているものの、今後も病気の解明、治療法の開発には全世界の研究者の助け（aids）が必要になっているというところでしょうか。AIDSの場合には、予防こそが最大の防御のようです。

わが国で製造されるコンドームの売れ行きは良好なようです。極薄、フリーサイズ、カラフルな多種類の製品は自然感を大切にするムードづくりに貢献しているのでしょう。避妊具として、"今度産む"として使用されていた道具は、一転して予防医学にも役立っているのです。人間は道具を使う動物であるとは至言です。

尿流の異常

■ 歳はとりたくない

排尿刺激により尿を放出したいという意志があり、準備OKの排尿の態勢に付いたにもかかわらず、用意ドンで、すぐに排尿が行われない状態があります。幼少時であれば、おかあさんが子どもに"シーシー"とかけ声をかけて排尿を促したりするわけですが、大の大人が"シーシー"の独り言ではお笑いものでしょう。大人は黙ってさっぱりと。自分の意志でいざ排尿をしようとするものです。ところが、なかなか尿が出てこないことがあります。このような状態を排尿困難といいます。

■排尿困難

尿を放出するときには排尿してもよいという意志により膀胱の収縮が起こり、これと同時に外尿道括約筋が弛緩し、膀胱の中に溜まった尿が勢いよく放物線を描いて間断無く排出されるのです。1回の排尿に要する時間はごく短時間、せいぜい15秒くらいのものですから、すぐに終了することになります。排尿困難というのは、この一連の尿放出のメカニズムのどこかに障害のあるために生じることになります。主として排尿機構のうち膀胱や尿道の下部尿路に機

能的あるいは器質的な障害が存在することを意味します。

排尿困難は臨床的にいくつかに分類されます。排尿の姿勢をとっても、すぐに尿が出ないもの、排尿開始までに時間がかかる状態があります。これを遷（せん）延性排尿といいます。排尿が始まると、一般的には15秒程度のごく短時間で終了するものですが、開始から終了までに時間のかかるものを菁（ぜん）延性排尿といいます。これはせんとぜんの違いです。点があるのとないのとでは全然違います。排尿せんと試みるがなかなか出ないのが遷延性排尿という状態です。尿をしてもなかなか排尿が終わらず、依ぜんとして尿が出ている状態を菁延性排尿という状態と区別すると覚えやすいようです。

■遷延性排尿

■菁延性排尿

排尿困難を示すときに尿線が細くなることがあります。通常は勢いよく尿が出るときには、ある程度の太さをもった尿線がみられますが、異常に細い尿線を示す場合があります。これを尿線細小といい、尿放出力と尿路の、主として尿道の狭窄の程度により決まることになります。尿を排泄する力が弱くなると放尿線の距離や角度が減少してきます。これを放尿力減退といいます。排尿の途中で2段階的に尿流がおとろえ、その後勢いよく尿が出て終わるという型を示すこともあります。尿が終わったと思う頃に、数滴ポトポトと垂れてしまう尿滴下という現象もあります。

■尿線細小

■放尿力減退

■尿滴下

若者の尿は勢いよく放物線を描いて、飛距離は大きくなります。尿を排出しながら、トイレの朝顔の中に尿をうまく入れながら、からだを徐々に後ろに移動しても大丈夫です。排尿が終わりかけてくると、再びからだをトイレの方に移動させ、尿がトイレの朝顔からこぼれないようにする芸当をすることができます。ところが、歳をとってくると尿放出に勢いがなくなるために、このような技はできにくくなります。こんな芸当は男性においてのみ可能なことですね。だんだん歳をとってくるとこの放水の勢いは、日増しに弱くなってくるようです。

ちんちんが腫れちゃった

排尿の放物線はおちんちんを適当な角度にすることにより変化します。ちょうど消防隊がホースの角度を変化させて、火元に向けて鎮火するのと同じです。男の子は排尿のときには、このような楽しみをすることができます。おちんちんを自由自在に対象物に向けて、勢いよく尿を噴出させることは消防士のまね

をしているようなものです。ガリバー旅行記にも小人の国に行ったガリバーは、火事に出会いましたが、やおらズボンの前をあけて火元めがけて放出し、あっという間に消し止めたという話が載っています。

あちらこちらのものに尿を引っかけたり、雪の上には黄色い文字を書いて遊んでみたり、アリや毛虫に尿を浴びせかけ、さてはミミズにおしっこをかけては、おちんちんを腫れ上がらせたり……。子どものお遊びはとどまるところを知りません。

ミミズにおしっこをかけると、おちんちんが腫れてくると小さい頃よく言われました。実際筆者も、子どもの頃、これを確認しようと本当にミミズにおしっこをかけてみたことがあります。実験的精神に溢れていたのでしょうか。その日の夜だったか、明くる日だったかは忘れましたが、本当におちんちんの先の方が腫れ上がり、痛みを感じたことを経験しました。これは事実なのですが、どうしてなのでしょうか。

ミミズは土を耕す役目があり、農耕民族ではミミズを虫けらとして馬鹿にはしていなかったので、小便を引っかけることは罪深いことだったのでしょう。農民にとって大事な生き物をいじめないように、昔の人は戒める意味から、このようなことわざを言い伝えてきたという説明があります。また、ある説明ではミミズから目に見えないガス状の毒素が放射して、ちんちんの先に当たり、腫れ上がらせるためだと、ミミズが宇宙人の電子銃まがいの武器をもっていると本気で信じている人もいます。

考えてみると、子どもの頃は土遊びなどをして、指や手は泥だらけ、不潔きわまりない状態であるわけです。汚れた手でちんちんを持ちながら、おもしろ半分に放尿していれば尿道の尖端に細菌をくっつけることがあったのではないのでしょうか。

いずれにしろ、子どもの頃には泥遊びをしたら、よく手を洗う習慣を付けさせましょう。おしっこをしてから手を洗うよりは、おっしこの前に手を洗う方が賢明ですね。

なかなか出ないよ

■前立腺肥大症　　排尿困難を示す代表は前立腺肥大症の場合です。これは加齢により出現する

男性にのみ認められる病気です。駅の公衆便所を利用するときなどに、空きのトイレを待つ人の目を気にしながら、なかなか出ない尿に苛立つのは本人だけでなく、後に控えるトイレ待ちの人たちかも知れません。歳をとるということは、なぜこうも、もの悲しいものかと実感するときです。若いときには感じられなかったこのような排尿困難が、男性に人生の侘びしさをもたらすことになるのです。

　歳をとると歯が悪くなり、噛みごたえのある食事が苦痛になってくるようです。歯槽膿漏になったり、虫歯になったり、歯が欠けてきたりすることになります。その後段々と老化現象が進むようになると、今度は目が霞んでくることになるのです。老眼となり、新聞を読むのに腕を伸ばさないと見えないようになるのです。近眼の人はそれこそ焦点が合わなくなり、書物を読むたびに眼鏡を外したり、かけ直したり忙しいことになります。その後はご承知のとおり、足が弱るわけです。このような時期には、尿の方にも影響が来るのでしょうか。尿の出方が悪くなり、トイレにいる時間が長くなってきます。なかなか出ない、なかなか終わらないというわけです。

失神してしまう

　膀胱の中に尿が溢れ、もう我慢できなくなり、冷や汗をかきながらトイレがないかどうかと必死に探し回ることは誰しも経験することでしょう。あるいは長時間バス旅行をしているときなども、車中でたくさんのビールを飲みながら陽気になっていたのに、いつしか膀胱の中に尿が溜まり始めると、心はうわの空、一転して気持ちが下腹部に集中するようなことがあります。いつトイレにあり着けるのか、思うことはただそれだけというような……。

　バスが休憩所に入るや否や、一目散にトイレにかけ込み、一気に膀胱の負担を解放しようと排尿を始めると、下腹部の重圧感は収まりホッと一息つくことになります。しかしながら、このような状況の場合に、一気に排尿をすることは好ましいことではありません。また実際的には、排尿オーライとなっても、我慢をしてきたので尿道あたりが痺れたようになり、思うように排尿ができないものです。少しずつ排水しないと、からだの感覚が崩れてくるのです。今まで下腹部を占拠していた空間が一挙になくなると、その圧力で平衡を保ってい

た部が、虚脱することになります。

　一気に排尿すると、ホッとした気持ちで虚脱するだけではなく、本当に失神してしまうことがあるのです。これを排尿性失神といいます。特に大酒を飲んだ後、膀胱に溜め込んでおいた大量の尿を一気に排出することがあると、このようなことがあるので注意しなければなりません。

■排尿性失神

排尿後のブルッブルッ

　排尿の後、からだ全体が一瞬の間、ブルッブルッと震えてしまうことを経験した人はいないでしょうか。この現象は女性にはないという話ですが、どんなものでしょう。

　原因はよくわかっていないのですが、どうも男性に特有の現象らしいのです。筆者も思いもよらないときに、このようなゾクゾクッとした感じで、からだが一瞬勝手に震えてしまうことを経験します。排尿の度に常に起こることはないのですが、冬場とか夜間あるいは寒いときなどに自分で抑えることができないほどの筋肉の震えとともに、ゾクゾクッとしたからだ全体の震えの感じを伴って出現する気がします。

　これは膀胱の中に溜まっていた尿も体温と同じような温度を示しているためですが、この温かい液体を排泄すると、体温を失うことになるからだという説明がされています。からだの筋肉を収縮させることにより、熱を産生することはよく知られています。特に急激な熱が出現する前には、寒気を感じるものです。この悪寒というのと、よく似た現象ではないかと言われています。

　ところが女性に、おしっこの後のブルブルについて確認してみると、どのような感覚なのかを理解できなくて、不思議そうにしているということです。それではどうして女性には、この現象がみられないのでしょうか。ここが問題です。女性の尿は体温に比べて、やや低いのでしょうか。

　物の本にはいろいろなことが書かれているようです。女性は下半身の保温が保たれないような状況があり、尿そのものの温度が低いために、体温を失うようになっていないとか、解剖学的に膀胱の位置が男性に比べると体表に近い位置にあるため、膀胱の中の尿の温度も低めになっているはずであるとかなどです。もっともらしい説明がされているようですが、現在のところ不明であると

しかいいようがないのです。

　実際的に排尿直後の尿の温度を測定して比較しているわけではないし、その程度の尿を失ったくらいで、すぐにからだの筋肉を収縮させて熱を産生しなければならないほどではなさそうです。男性においても排尿の度にいつも必ず、このような感覚が出現するものではないことから、熱喪失による影響だけとも言えないような気がします。この不思議な現象は今後も、幅広く検討する必要がありそうです。一種の自律神経反射のような気がします。

一緒に出せるか

　下腹の前も後ろもパンパンにはちきれて、トイレを探すことになったことはないでしょうか。忙し過ぎて、トイレに行くのをちょっと我慢したばかりに、会議の途中で出されたウーロン茶をがぶ飲みして膀胱は満杯になり、しかも我慢した大の方も出よう出ようとしている状態に陥った経験はないでしょうか。会議の内容は上の空、冷や汗をかき、膀胱からも、直腸からも押し寄せる波がひいては返し、ひいては返しというような……。下腹からは痺れたような感覚が押し寄せ、ピクピクと肛門をぴくつかせ、これこそ進退これきわまれりという状況ではないでしょうか。

　やっとのことでドアが開き、自分の番になります。まだまだ心を許してはなりません。漏れないように、そろーり、そろーりとズボンをおろし、便座に腰をかけるわけですが、やっと排出オーライとなった場合、どちらから先に出ることになるのでしょうか。大か小かそれが問題です。あるいは一度に同時に出せるものでしょうか。

　筆者の経験では、どうも同時に出すことはできないようです。どちらかが、少しの時間差をもって出てくるような気がします。大の方が先のこともあれば、小の方が先のこともあるようです。しかし、一緒ということはないのではないでしょうか。この理由については、排尿神経あるいは排便神経のなんらかの優先順位があるようです、時間差攻撃というようなものでしょうか。このメカニズムについての、もう少し納得のいく説明を考える必要がありそうです。

CHAPTER 5

尿検査

尿医というのは

　尿は身体の異常を的確にわれわれに知らせてくれる注意信号です。言わば、からだから発せられる言葉（body language）です。これを早期にキャッチして、病気を早期に発見し、早期治療に役立てないわけにはいきません。現代の医学においては尿の検査は、血液検査と並んで最も一般的なものです。どのような病気においても最初に行うスクリーニング的な検査となっています。からだから排泄されること、量が多いこと、採取にあたっても苦痛はなく、検査の素材（検体）としては最適です。スクリーニング検査以外にも、尿をもっと細かく分析することによりからだからの情報量は計り知れないほど得られるのです。

　からだの異常をチェックするために尿を利用するというのは、ヒポクラテスの頃から行われていたと言われています。毎日排尿することから、日頃とは違った尿が出れば、何かなと思うことは極めて自然なことです。尿の異常とからだの異常との相互関係を考えることも当然のことでしょう。中世の時代には、尿は病気の診断には欠かすことのできない手段となりました。患者がくると、まず尿を調べることが行われました。現在のように試験紙で尿検査をするわけではありませんから、色を見たり、濁りを見たり、においやそれこそ味をみたりして病気の診断と予後を見極めていたと思われます。

　中世の頃は神秘主義の華やかな時代で、尿を火にかけたり、さまざまな物質

とかけ合わせたりして反応をみたものと思われます。腎臓病と考えられるむくみのひどい人の尿は、血尿があったり、泡が多かったり、火にかけると沈澱物が出るとか、肝臓の悪い人の尿は強い赤褐色の尿であり、黄疸があると尿の泡も黄色い色をしているというようなことがわかっていたものと思われます。このような事実を積み重なて、医学が進歩してきたわけです。尿を診る医者はウロスコピスト（尿を分析する人）とされ、病人のベッドのそばでフラスコに入れた尿を日にかざして観察している絵画が今も残されています。このような病気の診断に必須の道具であったしびん（溲瓶）は医者を意味する象徴とされていたわけです。現在ではさしずめ聴診器に相当することになるでしょう。

■ウロスコピスト

　ところが、このようなウロスコピストはただ病気を診断するだけではなく、神秘主義の影響からか、その人の運勢、運命までを予言することまでも行っていたらしいということです。恋愛関係がうまくいくかどうかも、尿を診ることによりおごそかに告げられていたと言われています。これではまるで街頭の占い師と変わりはありません。当時の医学には今からみればあまたのばかげたことが行われていたわけです。何も、決定的な治療法があるわけではありませんし、病気を診断することにより、その後の経過を観察していくのが関の山です。現在でも後の世からみればなんとばかげた治療法を行っていたものだと、後世の医者に思われるものも少なくないのかも知れません。

尿検査を考える

■ 生涯ついて回る

　わが国においては、尿を検査する機会はさまざまです。健康診断では必ず検尿が行われますし、風邪などでも大きな医療機関を受診するとルーチン検査として尿検査が行われることがあります。また学校や職場などでも、法的に尿検査を行うことが義務づけられています。このような偶然の機会に検査した尿に異常が発見されることは少なくありません。この異常尿により腎臓病などの腎尿路系の異常が発見されたり、糖尿病が発見されたりするわけです。約10年前より米国においてCKD（慢性腎臓病）のキャンペーンが行われ、全世帯に普及することになりました。わが国においても数年前より腎臓病に関心をもってもらうために医療関係者のみならず、一般の人にも、その概念が知らされました。

表9．尿検査の意義と目的

・腎疾患、糖尿病、代謝性疾患などの早期発見および生活管理と治療法の確立
・chance proteinuria/hematuria の発見
・疾患の診断と予後の推定、治療効果の判定
・腎炎の発症・進展の機序の解明

chance proteinuria/hematuria：無自覚・無症状であるが、偶然の機会に発見される蛋白尿または血尿（または両者）。
慢性に経過する腎疾患の大部分は無症候のことが多い。このためしばしば尿毒症に至るまで、気がつかないこともある。

早期発見し、適切な治療により腎臓病の進行を阻止できるということから、この運動を国を挙げて推進することになったわけです。腎臓病の早期発見は、まず検尿（尿検査）からということになります。

集団検尿における尿検査は、このように腎疾患を早期に発見し、早期に治療することが可能になることから、その意義は重要です。これは現在問題となっている腎不全、透析患者の増加を阻止するためにも、国を挙げて推進しなければならないと思われます。このような集団検尿のシステムは世界に先駆けて行われ、わが国においては既に確立したものとなっています。これは、次のような種類があります。

■集団検尿のシステム

幼児検尿というのは厚生労働省の指導により行われています。この目的は無症候性の腎疾患の早期発見、腎尿路疾患の発育不全や奇形などの発見、膀胱尿管逆流現象の早期発見を意図したものといえます。

学校検尿というのは文部科学省の学校保険法により実施されており、無症候性腎疾患の早期発見が目的です。この対象者は小学1年生から中学3年生までが該当するのですが、都道府県によりその範囲を高校生まで延長しているところもあるそうです。

職場検診による検尿は厚労省による労働安全衛生法により実施されているもので、これには一般的な健康診断と特殊健康診断の区別がされています。一般的な健康診断には尿の蛋白質、糖の排泄があるかどうかにより、腎疾患や糖尿病の早期発見が可能になります。一方、この特殊健康診断というのは、職場に

よっては特殊な有害物質を取り扱っているところがあるわけで、このような物質により、からだあるいは腎臓に影響があるかどうかをチェックすることが必要になるからです。さらに老人保健法による検尿というのがあります。老人という名前が付いているのが問題になりますが、40歳以上の地域住民に対して行われる尿検査です。この目的は腎疾患、糖尿病、腎尿路系の悪性腫瘍、糖尿病の発見などいわゆる生活習慣病といわれる疾患の早期発見というわけです。

　このようにわが国の医療システムは、あらゆる年代において、尿の検査が行われ、健康状態の異常があるかどうかをチェックしていることになります。この生涯検尿検査においては、ただ1回の検査の異常があれば、次にどのような検査が実施されるかというフォローアップのシステムも決められているのです。尿の中に含まれる異常な物質はさまざまな因子により影響を受けます。採尿方法に問題がないとも限りません。このような検査において異常が認められた場合にも、その結果の解釈には慎重でなければなりません。このため、ただ1回の尿検査の異常をそのまま鵜呑みにするのではなく、一次検査の異常（陽性）になれば、二次検査が行われます。二次検査においてはルーチン検査により行われる試験紙法という検査法ではなく、より鋭敏な、蛋白質のみに反応する検査法を用いることになります。

　このような義務的な検査においてはしばしば無責任、おざなりなことも行われるようです。以前、学校の便検査において笑い話のような話がありました。提出日に便が出ないために、ひどいことに飼い犬の便で代用して提出してしまったのです。この便の中には犬に特有な蛔虫などの寄生虫の卵がたくさん認められ、検査担当者をびっくりさせたということです。尿の場合には、このようなことはないでしょうが、検査を受ける心がまえが問われることになります。

■ 役に立つの？

　尿の異常が判明しても、それをどう解釈し、診断に役立てていくのかが問題です。診断が確定した後の日常生活をどうするかということは、それ以上に本人および家族にとっては重大です。食事療法の必要があるのか、あるとすればどのような内容になるのか、運動量はどの程度に規制しなければならないのか、制限しなければならない運動はどんなものかなどです。

現在では学校検尿により異常が見つかった場合には、その後の経過指針が文書により明確化されています。現在の尿所見や腎機能などに従って、蛋白尿の原因がどの群にあるのかがわかりさえすれば、生活規制や食事などの摂取方法がわかるようになっています。これについては後で述べることにします。

紙切れ1枚の診断

■ 卵の白身と同じ

健康診断やなんらかの疾病により病院を受診して尿検査を受ける場合には、現在では試験紙法により尿が検査されます。試験紙は紙あるいは最近ではプラスチックからできていますが、どのようなことがわかるのでしょうか。

この尿検査では蛋白、糖、ウロビリノーゲンという色素、血液の存在を意味する潜血、尿のpH、比重、細菌の存在を意味するものなどの有無を知ることができるのです（表10）。ブロムフェノールブルー系（BPB）という色素の色の変化を見て、蛋白誤差法により尿の中に蛋白が存在するかどうかを知ることができます。蛋白、特にアルブミンが存在すると、緑色から青色に変化しますが、その程度は色が濃くなるのと平行することから、標準の色調と比較することにより（+）とか（3+）とかの程度を判定することができます。もちろん正常では（ー）です。

この試験紙法はスクリーニングとしての価値を有していますが、薬剤の影響で偽陽性や偽陰性の反応を示すことがある点に注意しなければなりません。偽陽性を示すものはデキストラン、ヨード造影剤、スルフォニールウレア、ビタミンB_2などがあり、偽陰性を示すものにはトリプタノールがあります。判定は尿を浸してから、すぐに行ってもかまわないことになっています。しかし、ほかの項目もありますから"慌てない、慌てない"ですね。

■尿蛋白

より詳しい尿蛋白の証明法は熱を加えることです。目玉焼きをつくればわかることですが、卵の白身は蛋白質です。熱したフライパンの上で卵を割ると、白身はすぐに白く変化し、固まります。これと同様に、尿の中に蛋白質が存在すれば、試験管に取った尿を熱することにより、蛋白が白く沈殿することが証明できます。この方法は煮沸法として、昔から知られていた方法です。このほかにも、酸を加えると、白く混濁することからも証明できます。これはズルホ

■煮沸法
■ズルホサリチル酸法

表10. 試験紙法による尿検査

項目	目的と原理	用途
蛋白質	BPB指示薬による蛋白誤差を利用して、蛋白特にアルブミンを検出	腎疾患のスクリーニング
ブドウ糖	ブドウ糖に反応するが、還元糖(ガラクトース、果糖、五炭糖など)には反応しない。ビタミンC大量摂取で偽陰性	糖尿病のスクリーニング。腎性糖尿、尿糖のチェック
潜血	尿中のヘモグロビンの検出、血尿の存在、ミオグロビンにも反応、ビタミンCの大量摂取で偽陰性	腎疾患のスクリーニング。血尿、ヘモグロビン尿症、ミオグロビン尿症のチェック
ケトン体	尿中のアセト酢酸の検出	糖尿病性ケトアシドーシス、飢餓、自家中毒、妊娠高血圧症候群などのチェック
ウロビリノーゲン、ビリルビン	正常ではウロビリノーゲンは(±)、ビリルビンは(−)	黄疸、肝疾患のチェック
亜硝酸塩	Griess反応による。細菌により食事蛋白に由来する硝酸塩が還元されて亜硝酸となる。	尿路感染症のスクリーニング
尿pH	正常人では4.6〜7.4(平均6.0)	酸塩基平衡異常時のpHの異常チェック
尿比重	尿中に含有される溶質の量	尿濃縮力、脱水の状態チェック

サリチル酸法といいます。このような鋭敏な、特異性の高い検査により、1日にどのくらいの蛋白質が排泄されているのかを定量的に検査することができます。

■尿糖

　尿糖、つまり尿中のブドウ糖の存在はグルコースオキシダーゼ、ペルオキシダーゼを用いた酵素法を応用してo-トリジンの色の変化をみます。尿に浸してから約30秒待つことになります。あまり早く見本の色と見比べてはいけません。時間を正確にして、チェックすることです。もしも尿に糖が存在すると、緑とか紫などに変色します。これはメーカーにより多少色の判定が異なりますから、制限時間がきてから見本色と比較すればよいでしょう。尿糖の反応はビタミンCが尿に入っていると偽陰性の反応を示すことになるので注意しなければい

■尿の潜血反応

けません。過酸化物が入っていると偽陽性を示すことになります。

尿の潜血反応というのは、目で見てもわからないほどの血尿をチェックする方法です。赤血球の中に存在するヘモグロビンの偽ペルオキシダーゼ活性により、試験紙の中に含まれている過酸化物を分解するために酸素が生じ、これが色素を変化させることを応用したものです。もしも、血液が存在すると緑色に変化します。この変化においても薬剤などの影響で誤りの反応を出現させることがあります。ヨード剤やブロム剤は偽陽性を、ビタミンCの存在は偽陰性を生じることになるのです。

隠してもダメ

このように試験紙法は便利ですが、薬剤などの妨害因子があることのほかに、採取した尿検体が正しく取られたかをチェックすることが大切でしょう。生理が終わったばかりの婦人が尿検査をして、しばしば尿潜血反応が陽性を示すことがあります。もう大丈夫と思って採尿したとしても、わずかな血液の存在により陽性反応を示すことがあるわけです。このようなときには、担当医にその旨を正確に話し、後日に再検査をすることです。

蛋白尿が存在すると、大体は尿潜血反応も異常を示すことが多いようです。これはもとになる腎臓病の影響がありますが、蛋白尿の存在だけでも潜血反応が偽陽性を示すこともあるとされています。潜血反応が強いときには、必ず尿の沈渣を検討することが大切なことです。尿沈渣というのは、尿を遠心分離して、その沈澱物を顕微鏡的に検査することです。この検査で赤血球が認められないときには、強い潜血反応はミオグロビンとか溶血したヘモグロビンによる可能性が高いことになります。

このようにたった1枚の試験紙ですが、蛋白、糖、潜血以外にも、からだの中の異常があれば、さまざまな情報が得られます。肝臓によりつくられる黄疸

■ウロビリノーゲン

のもとになるビリルビン、尿の黄色のもとになるウロビリノーゲンという色素などの反応をみることにより、肝臓病の存在を知ることができます。糖尿病の

■ケトン体

コントロールが不良なときとか長期の飢餓時に出現するケトン体という物質の存在を知ることができます。特に重症の糖尿病では、ケトン体の証明は他の昏

■尿のpHや比重を測定

睡状態の鑑別法としても有益な情報になります。もちろん尿のpHや比重も測

定できます。

　最近では、膀胱炎のような尿路感染症の診断も可能になっています。ひと昔前には尿中の白血球や細菌の有無をこのような試験紙でチェックできるとはちょっと考えられませんでした。尿の中に白血球が存在するかどうかは、白血球から出るエステラーゼ活性を検出する反応を利用して知ることができます。これを判定するには、試験紙に尿を浸してから約1〜2分待たなければなりません。

　亜硝酸塩はグリース法による検査で、これは細菌が存在していたかどうかをチェックすることになります。試験紙の中に含まれるアミン化合物と反応しジアゾニウム化合物をつくることになり、ピンク色のアゾ色素が生じることになります。抗生物質、亜硝酸塩をつくらない細菌感染症などでは偽陰性になり、腐敗した尿では偽陽性を示します。

　特殊な試験紙法としては尿の中のナトリウム量を測定する製品（食塩濃度測定）があり、食事からどのくらいの食塩を摂取しているかを知ることができるというものです。本当にいろいろな情報がわかるものです。

■尿中電解質の測定　　尿の中の電解質を調べることは、臨床的に重要なことです（**表11**）。一般の人には特別関係ありませんが、医者でもこの重要性を忘れがちなものです。これは随時尿という検体で十分なのです。例えば、急激に尿量が減少した場合には、カテーテル採尿をしてでも、ほんの少しの尿であっても、尿を検査することです。尿の中のナトリウム濃度を調べることは、乏尿の原因解明に役立つのです。

　例えば、習慣性の嘔吐を隠しても、尿と血液の検査をすればわかってしまうのです。しばしば女性は隠れて嘔吐をしがちです。痩せたいがためなのか、精神心理的な問題があるためなのか、はたまたギリシャ人の美食家のようにたくさんの食事を味わうために、喉越しの感覚を味わってから、ご苦労にも指を突っ込んで吐き出すのだそうです。ちょうど鳥が雛に餌をあげるために、胃袋に入れた食物を吐き出すのと似ているのかも知れません。

　このようなときには、胃液を一緒に吐き出すために体液の酸度はアルカリ性が強くなります。しかも胃液と一緒に体液を失うために、からだは水分を失って脱水症的になるわけです。腎臓の働きが正常であれば、体液量の回復とアルカリの排泄・酸をできる限り保持しようとします。この結果、尿の中のクロー

表11. 尿中電解質の測定と解釈

病態	尿中電解質測定値 (mEq/l)	解釈
脱水症	u－Na＜10	腎外性ナトリウム喪失（嘔吐、下痢など）
	u－Na≧10	腎性ナトリウム喪失、副腎不全
急性乏尿時	u－Na＜10	腎前性高窒素血症
	u－Na＞30	急性尿細管壊死
低ナトリウム血症	u－Na＜10	高度の浮腫、重症脱水症
	u－Na≧10	副腎不全、SIADH
低カリウム血症	u－Na＜10	腎外性カリウム喪失（嘔吐、下痢など）
	u－Na≧15	腎性カリウム喪失
代謝性アルカローシス	u－Cl＜10	クロール反応性代謝性アルカローシス
	u－Cl≧20	クロール抵抗性代謝性アルカローシス

注）副腎皮質機能亢進症では、尿中カリウム排泄量は＞30 mEq/日と多量となる。尿中 Na/K 比は一般的には 2 前後であるが、アルドステロン分泌過剰時には Na/K 比は減少する。

ル濃度は著しく低値を示すことになるのです。血液の電解質の検査と合わせれば、わからないと思って隠していても、習慣性に嘔吐をしているなということがわかってしまうのです。医者を甘くみるものではありませんよ。

尿の採り方

　検体として尿は、苦痛を伴わないこと、たくさんの量が得られること、繰り返し採取できることなど血液の比ではありません。しかも、尿からからだの状態を示す情報量も多いことがわかります。ところが、尿を採取する方法あるいはその保存法を守らないと、せっかくの検査もいい加減なものになってしまうことに注意しなければなりません。

　尿を採る方法は一般的には自然な排尿を利用します。カテーテルなどを用いずに行う方法です。この場合の注意は、尿以外のものが混入しないようにすることでしょう。特に女性の場合には、外陰部からの上皮、赤血球、白血球、細菌などが混入しては、検査はなんの意味もありません。判断を迷わすことになることから、採取する尿は一般的に中間尿という方法を用います。

■中間尿という方法

　この方法は排尿の最初の部分を捨て、その後の尿を採尿瓶（ハルンカップ）に採ることになります。こうすれば外陰部由来の成分や腟などからの成分が捨て

られることになり、判定に問題はなくなるわけです。また最後の尿についても、女性の場合は腟の成分が混入する危険性があるため避けることが勧められています。女性の場合には、いろいろと注意事項が多いことになります。

■カテーテル採尿

■ カテーテル採尿

　自然に尿が出ないような場合でも尿の検査を必要とすることがあります。また尿路感染症をはっきりさせようとして、尿の中に細菌がいるかどうかをチェックするために、カテーテルを用いて尿を得ること（導尿）があるのです。特に尿閉の患者では必要なことです。一般的には女子の尿培養は中間尿でいいのですが、どうしても外陰部や腟からの混入が避けられないこともあり、この場合は例外的に導尿により細菌培養が行われることがあります。

　この方法は尿道の中に管を入れるわけですから、苦痛とともに羞恥心が伴い、さらに消毒を厳重にしておかないと、外尿道口周辺の細菌を尿道に押し込むことにもなりかねないのです。この結果は医原的というのでしょうか、検査により膀胱炎を招くことになる可能性があるわけです。そういうことから、導尿という方法はよく注意して行う必要があります。

　それでは赤ちゃんなどは、どのようにして尿を採ればよいのでしょうか。カテーテル採尿というのではなく、膀胱部にめがけて注射針で尿を採る方法もあります。この方法も、膀胱の中に尿が一杯入っていれば危険はなくてよいのでしょうが、すべての例では難しいと思われます。おむつを取り替えるときに、赤ん坊はしばしば尿を排出します。この反応は反射的に行われるのでしょうかね。

　わざわざ取り替えるときに排尿しなくても、その前におむつにしてくれればいいのにと思うのですが……。こればかりは赤ちゃんに聞くわけにはいきません。新人のお母さんは、おむつを替える最中に、小さなちんちんからの噴水を何度か経験することになるでしょう。

　おむつのとれてない赤ん坊の場合には、おむつを広げると2〜3分して排尿を始めるという、この反応を利用することができます。別の方法は、うんちなどで汚れていると検査に支障をきたしますから、その前によく外陰部を消毒、清拭をしてから、乳幼児の顔面を下の方に向けた状態で、背中を支えると、膀

膀括約筋が弛緩して排尿が起こるのだそうです。これは Perez の反射といいます。尿がこぼれないように、下で容器で受ければよいわけですね。

■ 採り方いろいろ

　検尿をすることには、いつ採尿した検体を利用するかが問題になります。外来受診時などでは、随時尿といい、検査のときに出る尿を用いることになります。このような任意の時間の尿は必ずしも検査に適合しているとは限りません。飲食物が摂取されているので、希釈されている場合もあるでしょうし、食後わずかな時間であれば尿に糖が出現してくる場合もあるでしょう。薬やその他の影響もあるのですが、仕方がないというところですね。

■早朝起床時の尿
　早朝尿には第一と第二があります。どこかの放送局のようですが、第一というのは早朝起床時の尿をいいます。この尿は濃縮されており、夜間空腹の影響もあり、尿は酸性に傾き検査としては最適と言えます。この尿はいろいろな面から利点があり、さらに小児にしばしば認められる起立性蛋白尿の鑑別診断に応用されています。この病気では、この尿には蛋白が認められないという特徴があります。しかしながら、この場合の尿は濃縮度が強く、意外と異常反応が出やすいという意見があります。このため夜間に溜まった尿は排泄して膀胱を空にしてから、飲水後に再び安静にしてから採る法がよいといわれます。

　早朝第二尿というのは、第一尿を排泄して、膀胱の中を空にしてから、その後に溜まった尿をいいます。この尿の利用は学童の二次検尿（登校後採尿）や定性検査に用いられます。この尿は日常生活時の状態を表す尿として評価されます。

■24時間の蓄尿
　このほかに、24時間の蓄尿というのがあります。丸１日の尿を溜めることになります。この方法は１日の蛋白尿排泄量、尿糖排泄量、ナトリウムやカリウムなどの電解質、ホルモンなどの排泄量を調べるときに用いられる方法です。

蛋白尿の原因

■ 尿が泡立つのはビールのせいばかりではない

　尿の中には正常では蛋白は存在しません。非常に詳しく検査すると、極微量な蛋白であるアルブミンが存在したりすることがありますが、一般的にはない

と考えて差し仕えありません。それでは腎臓病ではどうして尿に蛋白が出現することになるのでしょうか。

既に述べたとおり、腎臓の糸球体というところで血液が濾過され、これが原尿となるわけですが、この糸球体で濾過されるには基底膜という膜を通過することが必要です。正常人ではこの基底膜という膜は蛋白質や赤血球を通すことはありません。この理由は、この膜にはある一定の大きさの孔があいているものと考えると、理解しやすいと思われます。

基底膜にはコラーゲンなどが網目状の構造をつくっているので、その網の孔を物質が通って濾過されることになります。孔の大きさより小さい物質は容易に通過できますが、それよりも大きな分子の物質は濾過できないということになるわけです(size selective theory)。このため蛋白や赤血球は正常人では尿の中にはみられないことの説明がされます。腎炎などの腎障害では、この網目状の構造に変化があり、漏れやすくなっているので蛋白尿が出現することになるのです。

■size selective theory

この説明のほかに、正常では基底膜はマイナスの電荷をもっているためという考え方があります。血漿蛋白質のアルブミンはマイナスの電荷を有しているため基底膜のマイナス電荷と反発し合うことにより、膜を通過させない、蛋白を濾過をさせないことになるという説(charge selective theory)があります。この糸球体の膜を傷害する病的な状態になると、腎炎などではこの電荷が変化(マイナス電荷の消失)するため、尿中にアルブミンのような蛋白が漏出することになるわけです。

■charge selective theory

このような糸球体の膜を変化させるような病態があると、尿の中に蛋白質、特にアルブミンのような小さな分子の蛋白が出現することになります。尿の中に大量の蛋白質が存在すると、排尿時に便器の中めがけて勢いよく放出した場合などでは、泡立つことが目立つようになります。

腎臓病患者の泡はすぐには消えないため、尿をガラスの容器に取ると、ちょうどビールのような外観を示すことになるのです。正常人の尿でも勢いよく放出すると泡が立ちますが、この泡は比較的速やかに消失していくものです。泡がなかなか消えないようなら、尿の中に大量の蛋白が混入していると考えなければいけません。

起つと出る

腎炎とかネフローゼなどの腎臓病がないのに、尿の中に蛋白が認められることがあります。これは学校検尿などで発見されることが多いのです。子どもは元気ですから、運動場で飛び回ったり、激しい体操をしたりした後の尿を検査すると、蛋白尿がみられることがあります。早朝起床時の尿や安静時の尿には認められないことから、起立性蛋白尿という名前が付いています。

■起立性蛋白尿

この原因は立位や運動などにより腎臓の血流が変化したり、腎臓が圧迫されたりするために、蛋白尿が出現することになるといわれています。大部分の子どもはやせ型の、内臓下垂傾向の体型をしており、起立性調節障害の子どもに比較的みられるようです。この蛋白尿は思春期頃には消失するとされ、腎臓病とは別の、心配のない蛋白尿といえましょう。しかし、定期的に尿検査を怠らないようにしておく注意が必要です。

そのほかに生理的・機能的蛋白尿といわれるものには、激動後、発熱、精神的ストレスなどにより生じる場合があります。

表12. 蛋白尿の診察要点

1. 蛋白尿が持続性か一過性か
　　一過性の蛋白尿は病的なことは少ない。起立性蛋白尿の鑑別、早朝起床時の尿と来院時の尿の比較
　　随時尿は3回以上陽性の場合→持続性蛋白尿
2. 蛋白尿の定量検査
　　試験紙法による定量
　　スルホサリチル酸法による定量
　　1日尿蛋白質を計算→蓄尿[注1]

尿試験紙法	スルホサリチル酸定量法
±	5 mg/d*l*
＋	30 mg/d*l*
＋＋	100 mg/d*l*
＋＋＋	300 mg/d*l*

3. 蛋白尿の排泄量と疾患
　　蛋白尿の原因疾患
　　1日蛋白尿量が
　　　　1g/日以上→糸球体腎障害
　　　　1g/日以下＋血尿→糸球体障害
　　　　3.5g/日以上→ネフローゼ症候群
　　　　1g/日以下→尿路、尿細管性障害を疑う。
4. 尿蛋白の性状
　　アルブミン以外の蛋白尿のチェック
　　ミクロアルブミン→糖尿病性腎症初期
　　尿細管性蛋白尿、Bence Jones 蛋白など

注1）：24時間蓄尿が困難な場合には「ユリンメートP」を利用する。全尿量の1/50量を蓄尿することになり、この量から1日尿量を求める。

大量に出る

蛋白尿が認められると腎臓病と即断してしまいますが、いわゆる腎炎とされる以外にもさまざまな原因があります。大きく腎前性、腎性、腎後性の蛋白尿と分類できます(図26)。

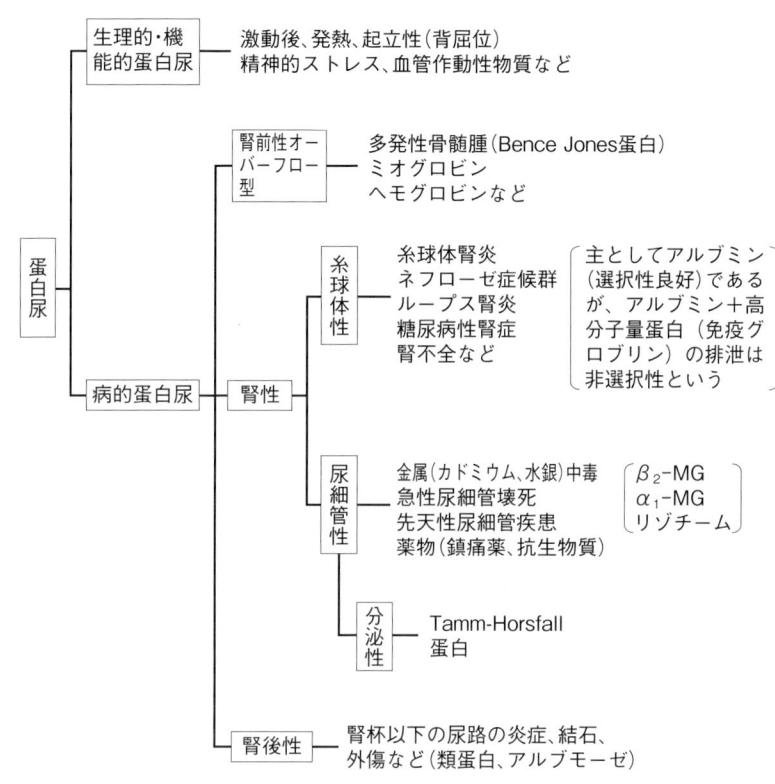

```
蛋白尿 ┬ 生理的・機能的蛋白尿 ── 激動後、発熱、起立性(背屈位)
       │                         精神的ストレス、血管作動性物質など
       │
       └ 病的蛋白尿 ┬ 腎前性オーバーフロー型 ── 多発性骨髄腫(Bence Jones蛋白)
                   │                            ミオグロビン
                   │                            ヘモグロビンなど
                   │
                   ├ 腎性 ┬ 糸球体性 ── 糸球体腎炎          [主としてアルブミン
                   │     │              ネフローゼ症候群     (選択性良好)である
                   │     │              ループス腎炎         が、アルブミン＋高
                   │     │              糖尿病性腎症         分子量蛋白(免疫グ
                   │     │              腎不全など           ロブリン)の排泄は
                   │     │                                   非選択性という]
                   │     │
                   │     ├ 尿細管性 ── 金属(カドミウム、水銀)中毒  [β₂-MG
                   │     │              急性尿細管壊死              α₁-MG
                   │     │              先天性尿細管疾患            リゾチーム]
                   │     │              薬物(鎮痛薬、抗生物質)など
                   │     │
                   │     └ 分泌性 ── Tamm-Horsfall蛋白
                   │
                   └ 腎後性 ── 腎杯以下の尿路の炎症、結石、
                               外傷など(類蛋白、アルブモーゼ)
```

図26. 蛋白尿の分類

■ネフローゼ症候群　尿の中に大量の蛋白が出現する病気を総称して、ネフローゼ症候群といいます。この診断基準は成人と小児では多少異なりますが、大筋は一緒です。

1日の尿蛋白の排泄量が3.5g以上もあり、このような大量の蛋白尿が持続して認められるために、血液中の蛋白質、特にアルブミンという小分子蛋白質が尿の中に喪失することになります。この結果、血液中の蛋白質の濃度が低下

(6.0g/dl以下)することになります。このような低蛋白血症(低アルブミン血症)は、血管の中に水分を引っ張る力が弱くなるためにむくみを招きやすくなるわけです。さらに、蛋白質の代謝の異常から脂肪の代謝にも変化をきたすことになり、コレステロールや中性脂肪などの脂肪が著しく増加することになります。

　このような基準を満たせば、総称してネフローゼ症候群の病名を付けるわけです。原因疾患にはさまざまなものがあり、一般的な腎炎によるものから、糖尿病による腎障害あるいは膠原病による腎障害などからも生じることが知られています。

　ネフローゼ症候群の一番の原因は腎臓の糸球体の基底膜の透過性が亢進していることにあります。小児に一般的に認められる微小変化群という場合には、ステロイド剤を投与することにより大量の尿蛋白を消失させ、寛解させることができます。ステロイド剤以外にも免疫抑制薬を併用したり、ステロイド剤の大量短期投与法というパルス療法も行われています。

血尿の原因

　血尿というのは尿の中に血液が混入した状態です。このことから腎臓から尿道に至るどこかの部位に出血あるいは血液が漏れていることを意味しています。血尿の原因も多数あり、なかなかどこから出血しているかどうかを決められない場合も少なくありません。血尿の程度により、目で見てもわかる血尿と目では正常の尿の色と変わらないのに検査上、血液(赤血球)がみられるという場合に区別されます。前者は肉眼的血尿、後者は顕微鏡的な血尿といいます。

■肉眼的血尿
■顕微鏡的血尿

　血尿は赤血球が存在するわけですから、腎臓病由来の血尿では、血液は糸球体蛋白尿と同じように基底膜から漏れ出ることになります。正常では赤血球はほとんど基底膜を通過することはありません。腎臓病のように基底膜が変化すると、網目状の孔を通って漏れ出ることになるわけです。糸球体の膜の厚さがなんらかの原因により薄くなっていたりすると、その膜を通過して尿の中に混入することがあります。糸球体からだけではなく、腎盂や尿管あるいは膀胱や尿道からの出血性の病変があっても、血尿が出現することになります。出血の程度、血液の量により、血尿の程度が決まることになるのです。

血を見るぞ

■ くるみ割りの技法

肉眼的な血尿の原因は多数あります。内科的あるいは小児科的な疾患や泌尿器科的な疾患などに区別されます。血尿の診断で大切なことは、血尿というものは腎尿路系の部位から出血していることです。

■トンプソンの2分杯法

以前はトンプソンの2分杯法という泌尿器科的な方法が有名でした。これは排尿の経過のうちで、最初から出血が認められるか、最後の尿に血尿が認められるか、全体の尿に血尿が認められるかにより、どこから出血しているかを判断しようとしたものです。最初だけあるいは、最後だけというのなら、出血源は限られてきますが、全体に認められる場合には難しいことです。最初の尿は尿道の病変に由来し、二番目に採った尿は尿道の後ろ、膀胱、上部尿路に由来するというものです。

現在ではさまざな検査法を駆使して、血尿の原因を探索します。内科的な原因であるのか、泌尿器科的な原因であるのかをまず区別します。血尿だけしかみられないのか、それ以外の症状や検査の異常があるかどうかにより、ある程度の区別は可能です。ところが、いくら検査をしても原因が見つからない血尿があるのです。

■特発性腎出血

この血尿を特発性の腎出血といいます。特発性というのは原因不明のことです。原因不明というのではしゃくですから、特発性と厳めしい名前を付けて病名としたわけです。いくら検査をしても、原因がわからないのでは申し訳ないからです。この病気はわが国に特有な病気のようで諸外国においては報告はないそうです。大部分はすらっとした小児や20～30歳の青壮年に多い病気です。現在では、出血の原因として上部尿路、特に腎臓と考えられ、超音波検査により大動脈と上腸管動脈の間に腎静脈(左側に多いという)が圧迫されている所見が見つかるということです。この腎静脈の圧迫現象をくるみ割り現象(ナットクラッカー症候群)といいます。

■くるみ割り現象

見えない血尿

目に見えなくても、尿の中に血液が混入していることがあります。試験紙法

■潜血反応陽性

■顕微鏡的血尿

により潜血反応陽性として示されるわけで、このような血尿は顕微鏡的な血尿といいます。これを確認するには、尿沈渣の中に赤血球が存在することを確認すべきです。潜血反応だけからは、必ずしも顕微鏡的血尿とは断言できないこともあるからです。

　尿沈渣を調べると、正常人にも赤血球がごくわずかに認められます。400倍の顕微鏡で見た場合に、赤血球が5～6個以上あれば異常で、顕微鏡的血尿といいます。血尿がみられるというのは、腎臓から尿道に至る腎・尿路系のどこかに出血を起こす部位があることを意味しています。この部位診断が重要なわけです。尿沈渣により赤血球を顕微鏡で見ることにより、腎臓から由来する赤血球なのか、その他の部位から由来する赤血球なのかをある程度区別することができるのです。腎臓、特に糸球体由来の赤血球の形は本来の円板状の赤血球とは異なり、いろいろと変形しているのが特徴です。これは位相差顕微鏡により確認できます。いろいろな形を示す赤血球が視野に多数・多彩に認められることになります。金平糖のようにつぶが出たもの、大きさの不均一なものなどバラエティの富んだ像がみられるということになります。これに対して、非糸球体性の赤血球は尿路結石、腎膀胱腫瘍、膀胱炎などの場合に認められますが、金平糖状になったものでも、形も大きさもほぼ均一化されていると言えます。

　血尿の原因疾患は多数ありますが、内科的な疾患の代表的なものは腎炎で、これは細かく分類されています（**表13**）。泌尿器科的な疾患の代表は腎・尿路系の悪性腫瘍、結石、膀胱炎や前立腺炎などがあります。原因疾患を区別するためにいろいろな検査が行われますが、血尿に付随する症状や尿検査において蛋白尿があるとか、白血球が多いとかによりある程度、診断の範囲をせばめていくことが必要です。やみくもにさまざまな検査をするのは、患者の方もたまったものではありませんし、検査する方の労力も大変なことだからです。

表 13. 血尿の原因
1. 出血性疾患
    白血病、紫斑病、血液凝固異常など
2. 腎疾患
    糸球体腎炎(急性、慢性)、遺伝性腎炎
    膠原病(全身性エリテマトーデス、結節性動脈炎など)
    感染症(腎盂腎炎、腎乳頭壊死など)
    腎梗塞、腎皮質壊死、腎静脈血栓症
    結石
    腫瘍
    嚢胞腎、尿路奇形
    特発性腎出血、nutcracker 現象、外傷
3. 尿路系疾患
    尿管結石
    感染症(膀胱炎、尿道炎)
    腫瘍(膀胱癌、前立腺疾患)
    外傷、出血性膀胱炎、薬剤性アレルギー性膀胱炎など

潜血反応

　潜血反応が陽性を示すということは、血尿であるというのとほぼ同じ意味としていいのです。だいたい潜血反応が1(＋)程度の陽性ですと、400倍の顕微鏡の視野で赤血球が5〜10個程度と考えることができます。このように現在の試験紙法というのは相当鋭敏な検査ということになります。このため女性の場合には生理が終わったと思って尿検査をすると、時には潜血反応が陽性を示すことになる場合があるのです。

　さらに、女性の場合にはしばしば肌にできたシミを取るためとか、肌をきれいにするとかで、ビタミンCを欠かさず大量に服用している人がいると思います。このビタミンCというのはアスコルビン酸というもので、これを大量に摂取しているときには、尿潜血反応が偽陰性になるのです。血尿が本当にあっても、検査では引っかからないという結果になってしまうのです。尿の異常を早期に発見することが大切ですから、尿検査の前には食物や薬物の摂取には注意しなければなりません。

　また、注意しておかなければならないのは、潜血反応が強陽性であるのに、尿沈渣を検査しても赤血球が認められないことがあります。赤血球がどこかに

消えてしまったのでしょうか。このような場合にはヘモグロビン尿やミオグロビン尿という状態を考えなければなりません。これは溶血の場合、激しい運動や登山などの後、急に尿の色が赤くなり、尿が少なくなる場合が疑われます。

■ヘモグロビン　　ヘモグロビンは赤血球の中に存在する色素で、化学構造上、内部に鉄を含有しています。これを血色素といいます。血液が赤く見えるのは、この色素が存在するからです。タコなどにはヘモグロビンと類似した色素であるヘモシアニンという色素が代わりに存在し内部に銅を含有しています。この色素があるために、タコの血液は青いということです。なんらかの原因で赤血球が破壊された状態では、この色素が血液中に入り、腎を通過して尿の中に入り込みます。試験紙法による潜血反応はこのヘモグロビンの存在をチェックしているわけですから、反応は陽性を示します。

■ミオグロビン　　ミオグロビンというのは筋肉の中に存在する蛋白の一種です。これもヘモグロビンと同じように、筋肉が急激に崩壊したような場合に、血液の中に入り込み腎臓を通過して尿に紛れ込みます。このように尿沈渣には赤血球が認められないのに、尿潜血反応が強陽性を示すのはヘモグロビン尿やミオグロビン尿を考えればよいわけです。

尿沈渣

■ 望遠鏡の尿

■尿沈渣　　中間尿という方法で採取された尿は、型どおりの一般的な尿検査の後、尿を遠心分離器にかけ、スピッツの底に溜まったいわゆる尿沈渣を検査することになります（表14）。この尿沈渣の一部をスライドガラスに採り、顕微鏡的に観察するわけです。一般的には400倍の倍率における細胞成分や円柱の数を確認します。試験紙法では、いろいろな問題点がありますから、疑問の場合には臆せずに尿沈渣を検査することが必要になるわけです。

赤血球は潜血反応や血尿の項で、既に述べましたから省略することにしましょう。

■膿尿　　尿沈渣の中に白血球が多数認められる状況は膿尿という場合です。つまり腎・尿路系のいずれかの部位に主として細菌感染症が存在することを意味しているわけです。最も激しくみられるのは急性の膀胱炎とか急性の腎盂腎炎があ

表14. 尿沈渣の解釈

	正常範囲	意義	顕微鏡像(400×HPF)
赤血球	0～1/HPF Addis 法 0～500,000/日	腎尿路系の出血 活動性腎炎 腎結石など	尿浸透圧、pH により金平糖状に変化。糸球体由来の赤血球は変形著しく、不均一
白血球	0～3/HPF Addis 法 30,000～1,000,000/日	腎尿路系の炎症 尿路感染症の場合	大部分は好中球であるが、May Giemza 染色により好酸球の存在が明らかな場合は間質性腎炎
上皮細胞	0～3/HPF 正常でも尿路上皮はみられる	小円形細胞 移行上皮細胞 扁平上皮細胞 他の所見と合わせて解釈	種々の形態の上皮細胞がみられる。尿路感染症では増加する。
円柱	0～1/HPF 単純ヒアリン円柱 (遠位部ネフロンで産生される) Tamm-Horsfall 蛋白からなる	単純ヒアリン円柱以外は病的 赤血球円柱、白血球円柱、 上皮円柱、顆粒円柱、 脂肪円柱、複合ヒアリン円柱	ヒアリン(硝子)円柱は Tamm-Horsfall 蛋白のゲル化により生じる。正常でもみられる。他の円柱は病的
細菌	存在しない	細菌の存在は尿路感染症 新鮮尿でない場合は尿培養検査	球菌、桿菌

注) 尿沈渣は中間尿による新鮮な尿検体 10 ml 程度をスピッツに採り、1,500 rpm 5 分間遠心分離し、上清を捨て、残りを撹拌後ピペットで 1 滴スライドグラスに採り検鏡する。400 倍視野でみられる所見を記載する。時に変色することもある。

ります。このような場合には、まるまると太った白血球が多数認められ、周囲にしばしば細菌がうようよとダンスを踊るように回りくねっているのが認められます。肥満した白血球は細菌を貪食したためで、あまり食べ過ぎて動きが鈍っているような感じですが、内部に顆粒状の物体が認められ、このような白血球を膿球といいます。

　尿の沈渣を検査すると、さまざまな物体がみられます。尿沈渣には、尿路系の細胞、赤血球や白血球などの細胞成分以外に、円柱という特別の構造物があります。何かふわふわしたような頼りなげな物体が円柱というものです。円柱というのはその名のとおり、柱のような形態をしているものですが、その端はギリシャの神殿の破壊された円柱さながらに、はっきりとした形をしておらず、破壊されたように途切れていることが多いようです。

■円柱

　これは腎臓の中の尿細管という管を鋳型にして、尿の蛋白成分が円柱状に形成されたものです。これはそのでき方により、いろいろな種類があります。赤血球が内部に取り込まれたものが赤血球円柱、白血球が取り込まれたものが白

■赤血球円柱

■白血球円柱
■顆粒状円柱
■ヒアリン円柱

血球円柱あるいは顆粒状の模様のついた顆粒状円柱という種類などがあります。最もシンプルなのがヒアリン円柱という種類で、表面はガラスのように艶やかで、なんの模様もありません。このような円柱が存在するということは腎臓から蛋白質が濾過されていることを意味することになります。尿細管の鋳型の中に上方からセメントの材料となる蛋白が送られてきているということを示しているからです。

顕微鏡を覗いていると、このような細胞成分やその他の結晶成分あるいはもやもやした形をなしてないような物体などがみられます。さながら夜空の星をみているような感じです。このような多彩な沈渣がみられる場合はテレスコープ尿といいます。膠原病などの場合が典型的ですが、顕微鏡をみていながら望遠鏡（テレスコープ）とは恐れ入りました。

■テレスコープ尿

尿検査の異常をみたら

■ 検尿異常者の管理

学校検尿で異常を指摘されたら、腎臓病管理指導表に従って、食事や運動などの日常生活の生活指導を行うことが大切です。学校検尿で発見される小児や学生の腎疾患には無症状の慢性腎臓病のほかに、さまざまな病気が含まれている可能性があることになります。この指針では大きく8つの病気に区分されています。

■急性腎炎症候群

①急性腎炎症候群

いわゆる急性腎炎が典型的なものですが、これは発病初期には顔面のむくみ、高血圧、乏尿があり、血尿と蛋白尿が認められます。多くは上気道炎から引き続いて、約2週間ぐらい後でこのような症候が出現することが典型的な経過です。病初期には入院が必要で、絶対安静を守り、食事の塩分・水分制限が必要です。時には蛋白質の制限が行われるときもあります。尿量が出始め、むくみが消失すると、安静度は少しずつ解除することができます。平均的には4～6週間ぐらいで血尿や蛋白尿は減少してきます。この頃になると退院の許可が出ることになります。

約1ヵ月で退院した後の日常生活としては、1～2週間程度の家庭生活でからだをならし、それでも問題がなければ、学校に登校させることができます。そ

の後も尿の検査を定期的に行い、蛋白尿や血尿が出現しないことを確かめることにより運動量を徐々に増やしていきます。この頃の食事はほとんど正常と変わらないくらいでよいのですが、やや塩分を制限しておくことが望ましいと思われます。3ヵ月くらい経過しても大きな変化がなければ、運動量は中程度以上に増加させることができます。

■無症候性血尿症候群

②無症候性血尿症候群

その後の経過が診断の確認のうえで重要です。このグループから慢性腎炎症候群が発見されることがありますが、その大部分は軽度です。検査の最初が血尿だけであっても、その後に蛋白尿が出現する場合もあります。血尿だけしかみられない場合には、運動の制限はありませんし、食事療法として厳しいものは必要ありません。しかし、血尿の程度が強いときには、発見後約3ヵ月間激しい運動は禁止しなければなりません。時にはより詳しい腎臓の検査をして、原因の確認、腎機能検査をすることになるわけです。

■微少血尿

③微少血尿

顕微鏡的な血尿を示すだけのグループですが、この中のごくわずかから慢性腎炎症候群に至ることがあります。無症候性血尿症候群よりも軽度のことが多く、大部分は特別の制限は必要ありません。

■無症候性蛋白尿症候群

④無症候性蛋白尿症候群

尿中に蛋白が認められるだけで、なんらの症状もないものです。学校検尿で見つかるこの群は、多くの場合体位性の蛋白尿です。立位時や運動負荷時、前彎位などにより蛋白尿が出現するもので、安静臥位の状態では認められなくなります。この体位性の蛋白尿では特別運動制限を行う必要はありません。しかしながら、無症候性であっても持続的に、早朝起床時の蛋白尿が認められるものでは、慢性腎炎であることが一般的です。この場合は運動制限が必要です。蛋白尿の程度や腎機能の程度に従って食事療法や日常生活の規制が行われます。

■蛋白尿・血尿症候群

⑤蛋白尿・血尿症候群

腎炎の疑いが濃厚です。このような子どもは慢性腎炎が出現している可能性が高く、精密検査を受ける必要があります。入院して原因の確認のために腎生検という検査をすることがあります。蛋白尿の頻度が多くなるという場合には

運動を制限します。

■慢性腎炎症候群　⑥慢性腎炎症候群
　　精密検査により、組織の病変の確認のために腎生検や腎機能の評価を受けなければなりません。蛋白尿の程度が強いものは腎組織の障害の程度も大きく、進行する可能性があります。このため蛋白尿が2(＋)以上の場合とか病状が安定しないものは、運動を禁止することにします。蛋白尿が少ないとか、病状が比較的安定しているときには運動量は少し増やしてもいいわけです。いずれにしても、この群の子どもは腎臓病の専門病院を受診して、治療を受ける必要があります。腎機能の程度により食事療法の程度が決まります。

■ネフローゼ症候群　⑦ネフローゼ症候群
　　尿中への蛋白排泄量が多く、ひどいときにはむくみが出現し、蛋白代謝の異常から脂肪代謝の異常を招き、高脂血症が合併することになります。子どものネフローゼ症候群はステロイド剤がよく効く微小変化群（ミニマルチェンジ）が大部分ですが、特殊な型もあり注意が必要です。特に補体の低下を示す膜増殖性腎炎という病気を除外しておく必要があります。いずれにしろ、この群は入院治療の対象になります。ステロイド剤の大量療法により蛋白尿は1ヵ月くらいで減少ないし消失しますが、薬を減らしてくると再発あるいは再燃するという特徴があります。このような再発を繰り返す割には、予後は比較的良好であることが知られています。慢性腎炎症候群からもこの群に移行することがあります。この群の治療はステロイド剤という副腎皮質ホルモン剤を使用します。この薬剤の使用は専門医に委ねるしかありません。いろいろな副作用（肥満、皮膚線条、満月様顔貌、骨粗鬆症など）として注意があります。入院時には薬物療法が行われ、当然運動制限が行われますが、病状の安定に伴い、ステロイド剤の減量が行われるようになれば運動負荷を徐々に試みます。ステロイド剤の減量法は間欠投与法など、専門医によりさまざまな方式が試みられます。退院後も経過が良好で、ステロイド剤を減量しても蛋白尿の出現が認められないようであれば、運動制限は解除してもよいことになります。

■尿路感染症　⑧尿路感染症
　　腎臓から尿道にかけてなんらかの細菌感染症が起こり、尿中に細菌が出現し、血尿とか蛋白尿を伴うことがあります。急性期には発熱や尿沈渣において白血

尿検査の応用

■ 婦人をみれば

■妊娠反応

　尿の検査で一般的なものは妊娠反応でしょう。この妊娠反応はヒト絨毛性ゴナドトロピン（hCG）という胎盤から分泌される性腺刺激ホルモンの有無により判定します。もしも子宮に受精卵が着床すれば、絨毛からこのホルモンが分泌されるわけです。このため妊娠しているのか、ちょっと遅れているのかが、即座にわかるという仕掛けになっているのです。

　一昔前までは、この検査は煩雑でしたが、hCGの免疫学的な測定法が進歩したおかげで、感度も向上し、測定自体も簡単に2～3分で行われるようになってきました。婦人科の外来で尿を提出してから、すぐに結果が判明するというスピード時代の到来というわけです。最近では、この検査キットは医用というものだけではなく、一般向けに薬局でも販売されています。

　この検査は妊娠の早期発見、胞状奇胎、子宮外妊娠、切迫流産などの診断に利用されています。婦人科で実施されるだけではなく、内科などでも検査をすることがあります。

■"女をみれば妊娠と思え"

　医者の常識として、"女をみれば妊娠と思え"という有名な格言があります。このため内科の外来を訪れた婦人をみれば、必ず頭の片隅に"妊娠は？"という疑問符を入れておかなければならないのです。妊娠による吐き気を胃炎による吐き気としてしまっては、藪とされてしまいます。どうにも説明できない、腑に落ちないときには、妊娠の影響はないかどうかということを自問自答するのです。妊娠の可能性はありますかとうら若い女性に直截に聞くのもばばかられるときがあるものです。正しく答えてくれる人ばかりではありませんし、本人がわかっていないときだってあるものです。この辺はもう藪の中ということになります。疑いの強いときには、ほかの尿検査と同じようにして、ちょっと

ぴたりと当たる

■糖尿病の診断

　糖尿病の診断は血液中の糖濃度、尿中の糖検査などから容易に行うことができます。糖尿病は全身的にさまざまな臓器や血管の動脈硬化による心筋梗塞や脳梗塞などの合併症をもたらすことが大きな問題です。特に有名な合併症としては糖尿病性網膜症、糖尿病性末梢神経障害、それに糖尿病性腎症があり、これらは糖尿病の合併症の3つの重大な問題（トリアス）です。特に網膜症は失明の危険があり、腎症は最終的には尿毒症の原因となるのです。このため早期に糖尿病の診断をして、これらの合併症への進展を防止する必要があります。食事療法により血糖のコントロールを行い、これでも不十分な場合にはインスリンの注射により血糖値の増加するのを阻止しなければなりません。

■微量アルブミン

　糖尿病による腎障害の診断は持続的な蛋白尿の出現によりなされてきましたが、早期に発見するには尿中の微量アルブミンの測定が行われるようになりました。持続的な蛋白尿の出現に先立ち、微量アルブミンの出現することが認められることから、この時期を早期に発見して治療に役立てようとするわけです。この時期に血糖の管理や血圧の管理を十分に行うことにより、腎障害は可逆的であるとされているからです。腎障害の進展を防ぐことが可能であるというわけです。

　現在では、この微量アルブミンを測定する多数のキットが市販されているため、簡単に検査することができます。偽陰性が少なく、短時間で測定できるという点からスクリーニング検査としての価値があります。従来の試験紙法では尿蛋白が認められていない時期からこの検査を行い、微量アルブミンを早期にキャッチすることが非常に大切なことといえるのです。

もう少し待って

　現在の癌治療が完全なものでないため、癌の早期発見は臨床家にとっては至上命令ともいうべきものです。早期発見・早期治療が叫ばれても、依然として癌は死亡率の上位にランクされています。定期的にいろいろな検査をしても、まだ安心できないという状況は、この病気がまさしく癌だからです。検査され

る立場からいえば、血液を検査すれば立ちどころにわかるというような時代になればと念願するばかりです。

　最近では腫瘍マーカーとして、腫瘍が産生する特異的な物質を血液や尿から検出して診断や治療に応用するという方法が実用化してくるようになりました。この結果、腫瘍の存在の目印になるといういろいろな検査法が明らかにされています。しかしながら、大部分の検査は腫瘍細胞にのみ存在するものとばかりは言えないものが多いのです。肝癌が存在すれば、αフェトプロテインが増加するとか、大腸癌であればCEAが増加するとか、ある程度特異的に診断できるものがありますが、早期に異常がキャッチできるかと言われると、やや首を傾げなければならないというのが実状です。このような腫瘍マーカーは癌の病勢と平行することが多く、診断面と治療効果の判定にもある程度有用性があることは確認されています。

■ポリアミン

　尿の中から腫瘍の存在を発見しようとする試みがなされています。この例としてはポリアミンという物質が代表といえるでしょう。これはアミノ酸の一種で、このアミノ酸は細胞増殖が盛んな場合には、特に癌組織などではその産生、合成が著しく、体内に蓄積することが知られています。血液中から尿の中に排泄されるために、癌患者では尿の中にたくさんのポリアミンが排泄されることになります。尿の測定により、細胞増殖あるいは破壊が亢進していることを意味するために、スクリーニング検査として有用であるというわけです。

　現在のところ、どこの臓器に癌細胞があるとかという特異性はありませんし、癌以外にも炎症組織、心筋梗塞、膠原病、広範囲な傷の回復期などでも尿中にポリアミンが増加してくるということも知られている状況です。このようなことから、残念ながらまだまだということになります。このポリアミンのほかにも、組織ポリペプチド、ネオプテリンなどが研究されています。乞うご期待といったところでしょうか。

■組織ポリペプチド

金髪がいいよ

■尿中のアミノ酸を測定

　尿中のアミノ酸を測定することにより、先天的な代謝異常症を診断することができます。アミノ酸というのは蛋白質の大本になるものです。食事から摂取された蛋白質を分解してから、腸で吸収し、再びヒト固有の蛋白質に合成され

るわけです。血液中に存在するアミノ酸は、このような、腸から吸収されたもの、体内の蛋白質の分解により生じたもの、アミノ酸代謝の中間産物などから成っていることになります。アミノ酸は腎臓の糸球体で完全に濾過されますが、からだに必要な栄養物ですから尿細管で完全に再吸収されるため、正常では尿の中には認められないのです。

ところが先天的なアミノ酸異常症の場合には、血液中にある特定のアミノ酸が増加していたり、尿細管での再吸収が障害されているために尿の中に排泄されることがあるわけです。新生児の時期に、このような尿中のアミノ酸を検査することにより先天的な代謝異常症を早期に発見し、適切な治療、食事療法を早期から行うことが実施されているのです。

■フェニルケトン尿症

近年では血液中のアミノ酸の測定が比較的簡便に行われるようになったために、尿中アミノ酸の検査の意義がやや薄らいでいますが、簡便さから診断と治療の経過観察として有用性はあります。この中で、最も有名なのがフェニルケトン尿症という先天的代謝異常症です。これは常染色体の劣性遺伝形式を示し、フェニルケトン水酸化酵素の欠損によりアミノ酸代謝異常が出現するものです。この結果、尿の中にフェニルアラニン、フェニルピルビン酸が異常に認められることになります。

この病気では言語の遅れ、自立歩行がなかなかできない、痙攣発作、知能発育障害などが出現することになります。メラニンの形成不全の結果、色素欠乏により髪の毛は黄色になるのです。

尿からつくられる薬

尿そのものの効用には古来からいろいろと知られていました。古代ローマでは染料を定着させるために尿を使用したこと、アラスカのエスキモーは尿を混ぜた血液を染料に使用していることなどが知られています。物の本を読むと、尿の効用はさまざま、時代により工夫されてきています。真偽のほどは保証しませんが、列挙してみましょう。

中国では強壮剤として尿を飲む習慣があったとか。これも最近の尿療法と一脈通じるものかも知れませんね。尿には催幻、興奮剤、麻酔剤的な作用を示す霊験があるのだそうです。インドでも古くから民間療法としての尿健康治療が

試みられているようです。

■尿療法　尿療法というものは何も最近になってから流行したものではないらしいのです。尿を飲むと健康によいという教えは鎌倉時代、踊念仏の教祖である一遍上人が最初ということのようです。平安時代の末には仏教の教えである末法思想が世間に広く浸透し、さまざまな仏教が新しく出現することになったわけです。この踊念仏も、その1つです。極楽浄土の世界を求めて、南無阿弥陀仏の念仏を唱えながら踊り狂うという新興宗教です。この上人のおしっこを飲むと眼疾（目ヤミ）の妙薬という有り難い効果が得られると信じられていたというわけです。

江戸時代には妊婦の尿は目薬になるとか、これも妊娠5ヵ月までという条件付きということのようですが、いかがなものでしょうか。これに対して童女の尿は洗顔薬になるとか。韓国の女性では、尿で顔を洗うときめ細かな肌になるという習慣があったそうです。

エスキモーでは尿は石鹸、シャンプー、洗剤などに利用されたり、皮革のなめしに尿を利用するとか、尿を生活の必需品として存分に有効利用していることになります。尿の殺菌作用や消毒作用についても知られており、傷口に尿を浸せば化膿せずに済むとされているのだそうです。人間だけではなく、トナカイにも食塩の補給の意味で与えたりしているということです。

尿の中には現在でも解明されていない、未知物質が含まれています。このため尿を飲むという民間療法が伝えられてきているのです。ホルモンは尿の中に出てきますが、多くは血液の中を循環して、標的臓器で作用した後、腎臓で代謝されており、本来の構造から分解してしまっているものが少なくありません。つまりホルモンの代謝産物というわけですが、一部は活性が残っているものもあります。

おしっこ大量作戦

尿からつくられた有名な薬品はウロキナーゼという薬です。これは血栓といって、血管の中に血液が固まってしまったものですが、これを溶解する生理活性物質です。心筋梗塞や脳梗塞などの場合に、この薬を早期に大量投与すると血栓を溶解してくれるというわけです。この薬を1～2μg（1/1,000,000g）

という極微量つくるだけでも、少なくとも尿 100 ml は必要なわけです。このため製品化するためには大量の尿を仕入れる必要があったわけです。このため自衛隊とか、会社、学校、駅などの便所から尿を集めまくって、精製したという努力話を聞いています。現在では、このような作業は不可能なため、生の尿ではなく、細胞培養を利用した合成品がつくられているとのことです。

　また腎臓から産生される造血ホルモンであるエリスロポエチン（EPO）は、現在では遺伝子工学的に合成されていますが、この薬が最初にクローニングされた標品は尿から得られたものです。EPO 合成に関しては、わが国の血液学者の貢献があってこそ可能となったのです。熊本大学血液学の教授小宮悦三博士とその弟子であった宮家隆三博士は再生不良性貧血の患者の尿 2.5 t を集め、これを濃縮した標品を米国に運び、これをもとにクローニングの手法でEPO 製品が 1985 年につくられ、わが国では 1990 年に腎性貧血の治療に応用されたのです。透析患者、保存期腎不全にみられる腎性貧血の魔法の妙薬として重要な薬となっています。現在では作用時間別に 3 つの型の EPO 製品（ESA）が臨床使用されています。

　尿の中には、まだまだ多数の生理活性物質が含有されており、これからも尿の中の宝探しが行われるようです。

生理活性物質

■睡眠促進物質

　尿の中に存在する生理活性物質として知られているものは、さまざまなホルモンとその代謝産物がありますが、そのほかに睡眠促進物質が尿から発見されています。この物質は夜眠るときに産生分泌されて血液中に高濃度存在し、朝目覚めるときには尿の中に排泄されることにより、睡眠と覚醒が繰り返されるというメカニズムを説明できるというのです。ハーバード大学の研究者は大量の尿の中から微量な睡眠促進物質を発見したということです。1984 年にクリュウガーらにより分析精製され、ムラミルペプタイドであることが認められたのです。さらに、この物質は睡眠だけではなく、からだの免疫機能ともかかわりが深いというのです。この物質は、腸内細菌によりつくられ、食物と同時に腸から吸収され、脳に運ばれ、脳内に蓄積することにより睡眠が誘発されることになるというわけです。

CHAPTER 6 排尿異常とは

排尿の姿勢

■ 男はなぜ立ってするのか

「男は立って、女は座って、犬は三本足でするものは何か」というと、これまで本書を読んでこられた皆さんは、即座に「排尿の姿勢です」と答えるでしょう。ところがこのクイズの答えは握手が正解です。この問題は引っかけ問題ですが、では、一般的に男女の排尿の姿勢はどうして男は立位で、女は座位で行うのでしょうか。この習慣は実は世界的視野に立てば必ずしも常にこうとは限らないものなのです。時代とともに、国によっても排尿の姿勢は異なっていたことが知られています。もちろん男性の場合もジャパニーズウンチングスタイルで座って排尿もできますし、女性の場合もスタンディングスタイルでも排尿はできないことはないのです。

■排尿スタイル

1964年の東京オリンピックでは、国立競技場に女子選手のために立式のトイレが設置されたという話があります。今では開かずのトイレとして有名になっているそうですが、これは外国選手のために設置されたと考えられ、排尿習慣というものが国によってさまざまであることを示しています。

歴史的にみた場合、古代のエジプトでは女子も排尿は立位で行っていたと言われています。また何かと有名なのが、フランスのベルサイユ宮殿にはトイレがなかったということです。このため晩餐会が行われて、贅沢な料理の後の、華やかな舞踏会の途中で、尿意を催したら、宮廷のお庭に出て排尿をしなけれ

ばならなかったというのです。この当時の宮廷の貴婦人は腰の張った、仰々しい独特の衣服を着ていたことが絵画などから明らかですが、高貴な婦人が裾をまくって、立ちションする姿を想像すると、なんともいえない気分になります。多くの説では、スカートをフレイムで膨らませた仰々しい服装のせいで、裾をまくらなくても足下にチョロチョロ垂れ流すことが可能であるとしているようです。

　このような事実から想像すると、立ち小便（立ちション）は何も男性の専売特許というものではないことは明らかです。立位という姿勢は、人間以外の動物では考えられないことになりますが、解剖学的にみた場合、立ち小便の姿勢は、女性にもナチュラルなのでしょうか。男性は特別に教えられるともなく、それこそ自然に立位の姿勢になれると思われます。男性では子どもでもおちんちんをちょっと持ち上げてあげれば、排尿の方向を意のままに変化させることは可能です。

　筆者の娘がまだ3歳の頃、上の息子の排尿のまねをして、風呂場で立位の排尿を試みたことがありました。男の子のように下半身を前の方に突き出すようにしたため、尿が自分の足にかかる羽目になってしまいました。その後はこのようなはしたないことはしていないようですが、解剖学的な構造から女性はどうしても尿を前方に放尿することは曲芸的な姿勢でもしない限り不可能であると思います。

　また、女性の場合には、外尿道口の前方周囲には小陰唇が被さっており、排尿の終了時にはこの周辺に尿が付着することになり、どうしても男性のようにおちんちんを振って尿を振り落とすことができないことになります。このため福の神（拭くの紙）が必要になります。

■ 国により異なる排尿スタイル

　排尿のスタイルは一般的に男性は立位、女性は座ってすると考えられますが、これは歴史的に、あるいは習慣により変遷してきています。わが国においても戦前の田舎では婦人が立位で排尿をしていたと言われますし、おばあさんが田舎のあぜ道で立ちションをしているのを筆者も見た経験があります。もちろん、このような場合には着物の下にはいわゆる下ばきなどを装着していては不可能

です。このようなことからも排尿の姿勢と、下着を着ける習慣とは無関係ではないわけです。19世紀末のドイツの農村でも、昼間道ばたで農婦が両足を広げて、立ちションをしていたということが知られています。この頃もまだ女性は下着を着用していなかったということになるのでしょうか。

　逆に、インド、インドネシア、ベトナムなどでは男性が座って排尿し、女性が立位で排尿するという習慣があるのだそうです。この性の逆転現象の理由は十分説明されていませんが、どうも衣服と無関係ではないという説があります。インドネシアでは女性はカインという腰巻き状のやわらかな衣装を持ち上げて立ちションをし、男性は筒状になったサロンというのを着ているので、男子の場合にはそれを簡単にはしょることができないということから、座ってすることになっているというものです。

　物の本を読むと、わが国の立位の排尿の習慣は、ごくごく当たりまえのことだったようです。昔は、下肥の売買が行われており、尿は店子のもの、便は大屋のものという決まりがあったそうです。長屋の住人にとってみれば、尿は大便と別々に分けることがいいわけですから、長屋のおかみさんの尿も無駄にしないことが女性の生活の知恵であったわけです。ですから小の場合には男子のトイレを利用するので、当然立位で排尿したわけでしょうか……。

　江戸時代には京都では、女性も遠慮なく、立位での排尿が堂々と行われていたいうことです。江戸の戯作者である曲亭馬琴の本の中には、"京の家々の厠の前に小便担桶（たご）ありて、女もそれへ小便する故に、富家の女房も小便は悉く立ってするなり。但し良賤とも紙を用いず。妓女ばかりふところかみをもちいるなり。月々六斎ほどづつ、この小便桶をくみに来るなり、或いは供二三人連れたる女、道ばたの小便担桶へ立ちながら尻の方を向けて小便するに恥じる色なく笑う人なし……"との記述があるそうです。

排尿のメカニズム

　おそらく皆さんは、日常的に行われるこの排尿の行為は無意識になされると思いますが、ここまで読み進んできたら、生物が生きていくためには尿を排泄することは非常に重要なことだとおわかりになったものと思います。溜まりに溜まった尿を勢いよく体外に出すというのは、非常に気持ちのいいものです。

■排尿の刺激と抑制　解放感という快感です。赤ちゃんはこのような神経の刺激と抑制の両方の機構はまだありません。これは学習によって獲得するものです。ところが、最近では尿を自分の意志によりコントロールすることができない状態が問題になっています。これはいわゆるお漏らし（尿失禁）という状態です。排尿をしてもよいところであるのか、禁止された場所であるかにより、排尿刺激が実際実行されるかが決まります。

膀胱の役割

　　膀胱は腎臓でつくられた尿を一時的に蓄え、適当な量が溜まれば時と場所を判断して尿道から排泄することを繰り返しています。尿を蓄える膀胱の機能は内部の容量に応じて膀胱の平滑筋が伸展し、ある程度の容量になるまで内圧を低くすることが可能な性質を備えているわけです。これとともに、たとえ膀胱

■排尿のメカニズム　内圧が上昇しても膀胱内に溜まった尿を排泄しないように、膀胱の出口部に尿を漏らさないような尿道括約筋が必要になります。

　　排尿が可能になれば、膀胱内に蓄えられた尿を最後の一滴まで残らず排出することができる特殊な膀胱の平滑筋である排尿筋が収縮します。すなわち膀胱と尿道の連係プレイが必要なわけです。蓄尿時には膀胱内圧はある臨界点以下の圧力で維持され、この圧力より高い尿道内圧が排尿を抑制していることになり、逆に排尿時には尿道内圧は低下して、膀胱内圧が臨界点に達することにより可能なわけです。このような協調運動を行うためには支配神経の調節機構が作用していることが知られています。

水の流れのように

　　朝顔の前で心静かに排尿をしているときに、わが水流をしげしげと見つめていると、先端の1〜2cmのところからその流れが心なしか捻れてあるいは回転しながら、流れているように見えるのです。皆さんも、よーく観察してみてください。

　　この理由についてある本では、男性の尿道の尖端から1〜2cm奥に舟状窩という窪みがあり、この窪みの真ん中に小さな突起があるため尿の流れが変化

■回転して放出する　するという説明のようです。このような捻れは、尿の放出力を増し、1本の尿線

となり、放物線を描いて遠くまで飛ばせることになるわけです。

　女性の場合には、残念ながらこのような構造はありませんから、尿は遠くに飛ぶことはありません。しかも尿線はまとまらず、分散するように排出されます。

おしっこの仕方

　毎日5～6回はトイレにいくわけですから、今さらトイレの仕方とはと言われてもピンとこないでしょうが、その作法は厳しいものがあります。禅寺で有名な京都の東福寺には、その作法が残っているそうです。東福寺は足利時代に創建され、その当時のトイレが今も残っていることで有名です。当時、トイレは東司(とうす)と呼ばれていました。このトイレの使用方法が誠にこと細かく決められていたということです。戒律に厳しいことで有名な禅寺ですからさもありなんと思われますが、これでは漏らしてしまいそうです。雪隠(せっちん)という言葉もありますが、トイレに関する呼び名については本書では省略します。

■トイレの作法

おしっこの音

　わが国では特に女性が用を足すときに、水を流しながら排尿する習慣があります。個人のトイレでは、まさかこのようなことはないと思いますが、学校とか職場などの公衆トイレではの他人の目(耳？)を気にして、排尿の音を聞かれないようにわざわざ水音で音を消すのです。排尿行為と羞恥心という問題がここにあります。諸外国ではこのような習慣があるのでしょうか。話によると、外国の女性では、そのようなことは気にしないで、おおっぴらに自然に行われるようです。

　この水道水の浪費癖は日本の婦女子の習慣のようです。わが国では長い間、清潔の習慣あるいは恥の文化というのがあるためでしょうか、このような排泄行為に対しては異常とも思えるほどの対策が立てられています。最近のトイレには排尿音を消すための「音姫」という名前の装置があります。スイッチを押すとあたかも水が流れているように、擬音で電気的に合成した音を出して、水道水の節約をねらっているようです。家庭ではこんな装置は必要ないと思われ

■音姫

るのですが、ひょっとすると家庭を訪問したお客さん用なのかも知れません。

　男性においてはこのような習慣はありません。朝顔の前に並んで、連れションをするときにわざわざ水を流すなどということはあり得ません。朝顔から立ち去ろうとすると自然に、水が流れてくる仕掛けが多いようです。

しびん

　手術などで入院生活をすると、しばしばベッド上での安静を余儀なくされることになります。ベッドの上で排尿や排便をしなければならないことが生じるわけです。赤ちゃんや子どもの頃ならいざ知らず、大の大人がベッドの上でおしっこをするということは相当の抵抗感があり、なかなか難しいものなのです。しびんを片手に、尿をこの中にしてくださいと美人の看護師さんにいわれても、そう簡単には出るものも出ないのです。横臥した位置で、尿をするということは、体位の関係からか、容易ならざるものがあります。

　しびんというのはベッド上で採尿できる便利な道具ですが、この道具は遠い昔から室内用の手軽な携帯用便器と同じ意味があったことになります。

　考えてみると、昔の人はどのように排尿・排便をしていたのか不思議なことです。平安時代の十二単の婦人たちだけではなく、江戸時代の上下の裃をつけた武士にしてもどのように用を足していたのでしょうか。用便ごとに、衣服をその都度脱ぐわけにはいきませんから、当然しびんのような道具によっていたと想像できます。

CHAPTER 7

排尿障害

トイレが近い

　膀胱の役割は、腎臓でつくられた尿を一次的に蓄える畜尿機能であり、ある程度の量が貯留すれば意思の力で排泄する排泄機能があります。このような働きは膀胱の十分な容量と正常な神経機能、通過障害のない尿道、正常な機能を有する尿道括約筋が存在することが必要となります。膀胱から尿道にかけてのいずれの部分になんらかの障害があると、排尿機能の不具合が生じるわけです。これは下部尿路機能障害とされ、畜尿障害による頻尿、尿意切迫、尿失禁などの症状がみられる一方、排尿機能の障害として排尿困難、尿閉などの症状がみられます。

　排尿障害は2002年に過活動膀胱（overactive bladder；OAB）という概念が提唱されることになり、尿意切迫感を必須の症状とした新しい疾患概念とされています。一般的には頻尿と夜間頻尿を示すものです。このOABが疑われる症状は、尿意切迫感という急にトイレに行きたくなったり、我慢できないほどの尿意のことで、夜間や昼間の頻尿、例えば日中に8回以上もトイレ通いするとか夜間に1回以上尿意のために起きたり、トイレまで我慢できずに尿を漏らしてしまう切迫性尿失禁といわれるものです。

　OABの原因は、神経因性といわれる脳血管障害や認知症を含む脳幹より上位中枢の障害によるものと、脊髄損傷、脊柱管狭窄症などの脊髄の障害による原因と非神経性とされる下部尿路閉塞、骨盤底筋群の脆弱、加齢などが大きく

関係します。この疾患概念からは、膀胱癌、膀胱結石などの膀胱異常や前立腺癌、尿道結石、尿路性器感染症、心因性頻尿、尿閉などは除外されます。

歳のせい？

歳をとるとからだのさまざまな部位の不調に悩まされます。夜中に何度もトイレに行きがちになり、睡眠が十分にとれないなど、いろいろな症状は歳のせいかとあきらめてしまいがちですが、近年の薬物療法の効果があり正確な診断により OAB による症状は改善させることが可能になっています。

排尿に関するさまざまな症状が過活動膀胱によるものかどうかを判断する問診票が過活動膀胱診療ガイドラインにあり、これによりチェックすることができます（表15）。この問診票で、合計点数が3点以上ある場合は OAB の疑いがあるということになり、合計点数が多いほど重症であるというわけです。

表15　過活動膀胱症状質問票（過活動膀胱診療ガイドラインによる）

質問	症状	点数	頻度
1	朝起きた時から寝る時までに、何回くらい尿をしましたか	0	7回以下
		1	8〜14回
		2	15回以上
2	夜寝てから朝起きるまでに、何回くらい尿をするために起きましたか	0	0回
		1	1回
		2	2回
		3	3回以上
3	急に尿がしたくなり、がまんが難しいことがありましたか	0	なし
		1	週に1回より少ない
		2	週に1回以上
		3	1日1回くらい
		4	1日2〜4回
		5	1日5回以上
4	急に尿がしたくなり、がまんできずに尿をもらすことがありましたか	0	なし
		1	週に1回より少ない
		2	週に1回以上
		3	1日1回くらい
		4	1日2〜4回
		5	1日5回以上
合計点数		点	

チェックの結果

① 質問3が2点以上「急に尿がしたくなり、がまんが難しいこと…」が週1回以上

② 合計点数が3点以上

両方に当てはまる方
↓
あなたの症状は**過活動膀胱**の可能性あり

合計点数が　5点以下の方　⇒　軽症
　　　　　　6〜11点の方　⇒　中等症
　　　　　　12点以上の方　⇒　重症

OABの原因は、高齢の男性では前立腺肥大症によるものが最も頻度が高く、そのほかに脳血管障害などによる神経因性が一般的です。女性では40歳以上の約10.8％にみられるとされ、半数に切迫性尿失禁を伴うこと、年齢が加わるにつれて著しく増加することが報告されています。

　OABに対しては血尿や膿尿などの有無のチェックと残尿の状態により、専門医による適切な治療方針が立てられます。OABには抗コリン薬といわれる薬剤、膿尿があれば抗菌薬、前立腺肥大症にはα遮断薬、神経因性膀胱の軽症型にはコリン作動薬やα遮断薬、尿閉には間欠自己導尿などの方針がとられることになります。

　最近では脳梗塞や脱水症を避けるようにということで、しきりに飲水の勧めが巷で唱えられていますが、あまり水分を摂り過ぎると必然的に多尿をきたすことになり、排尿障害の場合には苦痛になりかねません。多尿をきたさないような飲食物摂取の見直しなど日常生活を改善させることも大切になります。

栗の実

　高齢男性に最も多いOABの原因は前立腺肥大症によるものです。前立腺は膀胱の下部にあり、尿道を取り囲むようにして存在し、ちょうど栗の実のような形をしています。歳を取るにつれて、この臓器が大きく肥大して尿道を圧迫するのが前立腺肥大症です。尿道が圧迫され、膀胱自体が過剰に収縮しやすくなり、トイレが近くなる、尿意を我慢できなくなる、尿が出にくくなるなどの症状がみられるのです。このほかにもいくつか特有の症状が出現します。排尿後の残尿感、尿が途中で途切れる尿線途絶、尿の勢いが弱いという尿勢低下、尿線が細くなった、腹圧をかけないと尿が出にくいという腹圧排尿、トイレが近く昼間の頻尿や夜間の頻尿、急な尿意が我慢できなくなる尿意切迫感などがあります。

　この病気は、55歳以上の男性の5人に1人が罹患しており、年々増加し、400万人の患者がいるという報告があります。

　前立腺癌とは異なり、前立腺肥大症は前立腺の内側（内腺）が肥大するもので全体的に肥大して尿道を圧迫することになります。これに対して前立腺癌は前立腺の外側（外腺）に腫瘍が存在するもので初期には排尿障害などの症状はみら

れません。血液研鑽腫瘍マーカ・PSA検査により発見することができます。

前立腺肥大症では薬物療法として$α_1$遮断薬により前立腺を収縮させるノルアドレナリンの働きをブロックして過剰な収縮を抑制する治療が試みられます。このほかに男性ホルモン作用を抑制する薬物や漢方薬などが試みられ、薬物療法では効果不十分な場合には手術治療があります。

出ちゃったよ

■遺尿

■夜尿症

　お漏らしというのは、意に反して尿を漏らしてしまうことで、これを遺尿といいます。子どもが夜間寝ているうちに、布団に尿を漏らしてしまうことも遺尿ですが、これは夜尿症という用語で呼ばれ、昼間漏らしてしまう場合と区別することが一般的です。昼間でも意識があるのに、尿を漏らしてしまうのを昼間遺尿症といいます。

　夜尿症というのは、4歳以上の子どもで、尿路系や神経系に障害がなく、昼間起きているときには排尿は正常に行われるのですが、睡眠中に意識がなくなり、夢うつつ、無意識のうちに尿を漏らしてしまうものです。排尿の習慣は4歳くらいまでに教育することが可能だそうです。ところが、5～6歳を過ぎても夜間就眠中に遺尿が生じることは異常とされています。当然のことながら、3歳以下の幼児では夜間にお漏らしをしても異常ではありませんから、お母さんは、あまりきつく子どもを責めないでくださいね。夜尿症の頻度は報告によると、4歳児では6～40%、5歳で6～30%、6歳で12～24%程度ということです。

　寝る前には排尿をするようによく習慣づけることや、水気の多い食物、飲み物など水分をあまり摂り過ぎないような注意が必要でしょう。誘因としては排尿のしつけがうまくいっているかどうか、家族関係、生活環境などにストレスなどの問題がないかどうか、性格、知能などの影響もありますが、睡眠深度なども関係するとのことです。寝ぼけた状態では、トイレだと勘違いしてしまうことがままあるのかも知れませんね。

　しかし、私も思い出してみれば、布団の中に尿を漏らしてしまうことはなんと気持ちのいいことだったことでしょう。大人になった今では、もうあのような甘美な、快感は味わえないでしょう。

パンツが濡れてしまう

■尿失禁

　これに対して、尿失禁というのは、遺尿と同じように無意識のうちに尿が漏れてしまうことをいいますが、社会的あるいは医学的に好ましくない状況において尿が漏れることをいいます。これは年齢には関係ありません。

　何か緊張したり、興奮したりする状況があった場合、若い女性が熱を上げているロック歌手のコンサートなどで我を忘れて熱狂的になってしまう出来事などの場合、あるいは遊園地などのコークスクリューなどに乗り、恐怖心からか、はたまた興奮からか、非常に感情的な緊張状態になると、思わず尿を漏らしてしまうことになるのです。

　あるいは激しい咳をしたり、くしゃみをした場合に、急に腹圧が増してしてパンツを濡らしてしまったり時にはくしゃみと一緒にお尻の方から音が漏れてしまうことがあったりしますが……。

　子どもが失態をして親にきつくしかられたような場合や、緊張状態が急に出現した場合に、また、恐怖心から尿失禁が認められますが、お年寄りでは状況は異なります。

　脳血管障害などにより寝たきりになった場合、大便と一緒に垂れ流し状態になってしまうこともあります。高齢者あるいは脊髄の障害などのある場合には、膀胱に尿が溜まっていることさえわからないことがあります。このようなときにちょっとくしゃみをしたり、大笑いした場合でも尿をちびってしまうことになります。

■子どもでも大人でも尿失禁しやすいのは女性

　子どもでも、大人でも尿失禁しやすいのは女性です。なぜこのように女性に尿失禁が生じるのでしょうか。昔より出産を経験した婦人が更年期などにさしかかる頃に、このような失禁が出現しやすいことはよく知られていました。歳をとれば当然のことだと考えられてきたこと、あるいは特に、女性の場合には中年女性においても羞恥心から病院を受診することなどもってのほか……というような状況であったわけです。

　現在では、堂々と尿失禁外来を標榜している婦人科や泌尿器科があります。マスコミなどでも大々的に取りあげられているので、受診することにはそれほど抵抗感はなくなってきているのではないでしょうか。

ところが、最近問題となっている尿失禁の特徴は、高年齢の女性や中高年の問題となっているだけではなく、花も恥じらう、若い女性にも認められるということのようです。あまり公になっていないようですが、意外とこの尿失禁に悩む女性が多いという報告があります。アメリカでは、このような尿失禁に悩む女性は4人に1人の割合に認められるとさえ言われています。

　近年になり女性の社会的な進出が目覚ましく、尿失禁により仕事をするうえで支障をきたすことがままあるのでしょう。しかもわが国では高齢社会を迎え、尿失禁対策が急務になってきたのです。実際、尿失禁の対策として、このような商品の開発が企業の研究テーマとなっているのです。

どのタイプ？

　尿失禁にはいろいろなタイプに分けられます(**表16**)。これは患者から尿失禁の状態を問い正すことからある程度区別することが可能です。どのようなときに出現するのか、いつもなのか、たまに認められるのかなどを聞き出すことが必要になります。

表 16. 排尿障害をきたす主な疾患(主訴・症状より)

排尿困難
　　前立腺肥大症、前立腺癌、前立腺炎(急性・慢性)、神経因性膀胱、過活動膀胱、間質性膀胱炎、尿道狭窄、尿路結石(膀胱～尿道)、腫瘍(膀胱～尿道)、真性包茎、薬剤性、尿路性器脱(膀胱脱、子宮脱、尿道脱)
尿　閉
　　前立腺肥大症、神経因性膀胱、尿道狭窄、尿道結石、腫瘍(膀胱～尿道)、後部尿道弁(先天性)、真性包茎、薬剤性、尿路性器脱
頻　尿
　　細菌性膀胱炎、前立腺肥大症、過活動膀胱、神経因性膀胱、間質性膀胱炎、放射線性膀胱炎、多尿による頻尿
尿失禁
　　腹圧性尿失禁：分娩後や加齢によるもの(女性)、前立腺手術後、尿道外傷
　　切迫性尿失禁：過活動膀胱、前立腺肥大症、神経因性膀胱、急性膀胱炎
　　溢流性尿失禁：神経因性膀胱、前立腺肥大症
　　尿道以外からの尿失禁：尿管異所開口、手術・放射線治療後(膀胱腟瘻など)
二段排尿
　　膀胱憩室、膀胱尿管逆流

■腹圧性尿失禁　　腹圧性尿失禁というのは激しい咳やくしゃみをした場合、あるいはジャズダ

ンスなどのように美容のための運動などの影響で急激に腹圧がかかり、その結果、腹圧が膀胱の内圧を上回ってしまうことにより漏れてしまうことが原因です。膀胱の中には尿が溜まっているのです。これを忘れて、腹圧を急にかけると、このような粗相をしでかすことになります。運動の前にはトイレに行っておいた方が安心です。この場合には排尿筋の収縮を伴わないで、不随意的に尿が流出してしまう状態があります。これを真性腹圧性尿失禁といいます。

　このような腹圧性の尿失禁では知らないうちにパンツが冷たくなっていて漏れていることを実感するわけです。

　尿失禁の原因と病態は次のように考えられています。

■腹圧性尿失禁の成因

　腹圧性の尿失禁の成因は、膀胱頸部の過可動性、弱い尿道括約筋、膀胱頸部の閉鎖不全が関係すると考えられています。なんらかの原因で腹圧が急激にかかると、正常では周囲に均等にかかり、尿を押し出す圧力はないのです。腹圧の上昇により反射的に尿道の抵抗性が高まり、尿流出が防がれているのです。しかしながら、このような尿失禁を生じる患者では、この膀胱頸部が腟部から体外に逸脱し、このため腹腔内圧の上昇が膀胱体部に伝わり、尿道周囲を締め付けるようには働かないということが失禁の原因になりうるということです。

　急激に腹圧がかかると、尿道周囲を取り囲む筋肉が反射的に収縮するために、尿の排出が防止されるのですが、この収縮力が十分でないと尿は漏れてしまうのです。つまり正常な尿道括約筋の機能が障害を受けていることになります。また正常な女性の膀胱頸部は閉鎖しています。この部分が閉鎖してないと、どうしても尿は漏れやすくなります。このタイプの尿失禁は経産婦に多く、これは分娩時に骨盤底筋群の脆弱性が増し、尿道膀胱角が開いてしまうことが原因とされています。しばしば子宮脱や腟部膀胱瘤を伴っていることが多いようです。

■切迫性尿失禁

　切迫性尿失禁というのは、尿意を感じてトイレに行くのですが、たどり着くまでもたずに、漏らしてしまうことをいいます。女性の場合には外出先でトイレに行くことがはばかられ、トイレは使いなれたわが家でということで、我慢してしまうことがあるようです。もう少し、もう少しとわが身を励ましながら、下腹部の膨満感を抑えて、やっとたどり着いたわが家の玄関先で安心感から気がゆるむのか、漏らしてしまうわけです。あるいはお年寄りが朝起きて、さて

溜まりに溜まった膀胱中の内容物を気持ちよく排出しようと、トイレまで行く途中で漏らしてしまう場合などがあります。

この失禁の原因は運動性の場合と知覚性の場合に区別されています。運動尿失禁は膀胱の収縮を抑制している大脳の排尿中枢の障害によるものです。普通の状態では尿意が多少あっても失禁を起こさずに我慢できるわけですが、大脳からの抑制指令が守れずに、膀胱の収縮を招いてしまうのです。脳動脈硬化症、脳梗塞、脳出血後遺症、脳腫瘍などの脳障害によるものや高齢者の尿失禁はこのようなメカニズムで出現すると考えられています。

■知覚尿失禁

これに対して、知覚尿失禁は膀胱の収縮を伴わないものをいいます。前立腺肥大症、膀胱炎、前立腺炎、膀胱癌、下部尿路閉塞症などの原因があります。尿意を感じると、大脳の排尿中枢は排尿反射を抑制し切れず膀胱の収縮が生じてしまうことになるのです。

■反射性尿失禁

反射性尿失禁というのは正常の尿意はないにもかかわらず、膀胱の不随意的ない収縮あるいは尿道括約筋の不随意的な弛緩およびこの両方が組み合わさって生じるものです。これは脊髄損傷、脊髄腫瘍、脊椎管狭窄などが原因となります。

■排尿後尿失禁

排尿後尿失禁というのは、排尿終了時に尿がポトポトと滴下する状態です。これは特に男性に多く、長い尿道の中にまで尿が残されており、最後のしずくとして漏れてしまうわけです。この量が多いと、ズボンの前まで染みてきて、恥ずかしい思いをすることになります。これは加齢により球海綿体筋の脆弱化が起こり、尿道の弾性度も低下することが原因とされています。

■真性尿失禁

真性尿失禁というのは尿道の括約筋の機能が破綻しており、常に尿が膀胱から漏出するものです。尿を蓄えておくという膀胱の機能がなくなっているために、尿意を感じる間もなく、溜まる前に尿が排出されてしまうことになるわけです。排尿神経の中枢である仙椎を打撲するとか、体操でうまく着地ができずに腰部をしたたかにぶつけるなどにより神経因性膀胱になることがあります。そのほかにも、外傷、先天奇形、尿道括約筋の損傷などの原因があります。

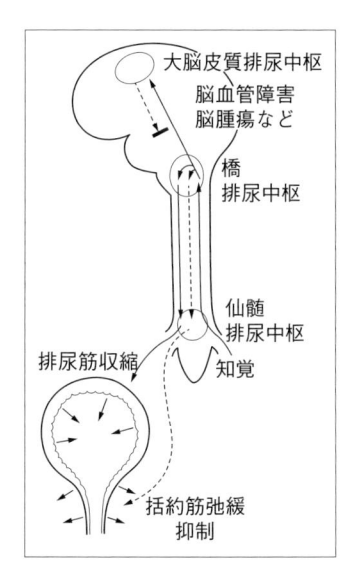

a：運動切迫性尿失禁
　大脳皮質排尿中枢の障害により橋排尿中枢への抑制が弱まる。このためわずかな尿貯留、膀胱壁の伸展で排尿反射が誘発される。

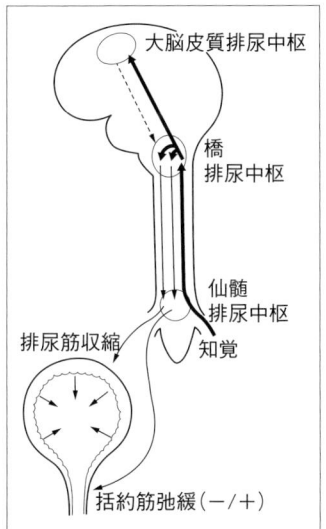

b：知覚切迫性尿失禁
　大脳皮質排尿中枢は正常に機能しているが、強い尿意による刺激が大脳皮質排尿中枢からの抑制より勝り、排尿反射が惹起される。

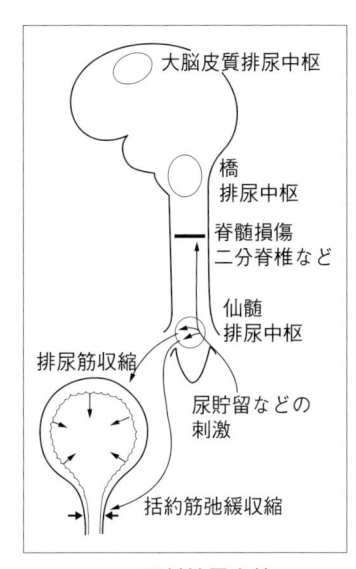

c：反射性尿失禁
　大脳皮質からの抑制、橋における排尿筋と括約筋の協調制御機能は脊髄の求心路、遠心路の障害により、仙髄排尿中枢には作用しない。尿貯留、下腹部叩打などによる刺激は仙髄排尿中枢において遠心路を興奮させ、排尿筋、括約筋の収縮を誘発する。

図27．タイプ別尿失禁

おしっこを途中で止められるか

　おしっこをしている途中で、尿を自分の意志で止めることができるでしょうか。男性の場合にはこれは難なく行うことができるでしょう。とはいっても、女性の場合はどうでしょうか。できると豪語する人もいれば、自信のない人もいると思います。なぜこのように、女性と男性では排尿の行為が異なるのでしょうか。男性と女性では解剖学的に構造が違うからさと、簡単に片づけられてしまうと身もふたもないことになってしまいます。

　これは、女性に尿失禁が多いことにも関係することなのです。膀胱の出口部（膀胱頸部）にはおしっこの漏れを止める筋肉が存在します。この筋肉は内尿道

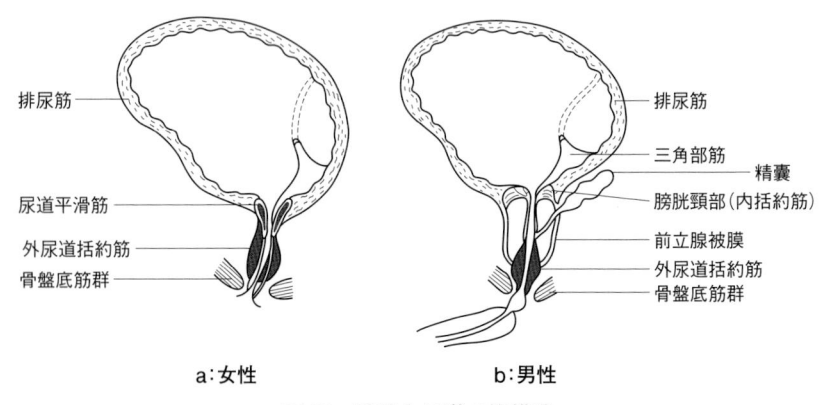

　　　　　　　　　　　　a：女性　　　　　　　　　b：男性
　　　　　　　　　　　　図 28. 膀胱と尿道の筋構造

括約筋といいます。この筋肉は男性によく発達しており、女性には本来存在しないとされています。尿道平滑筋は内側の縦走筋と外側の輪状筋からできており、膀胱頸部には男性と女性では違いが認められています。男性では前立腺直上の尿道を囲む輪状筋がよく発達しており、この筋の働きにより射精時には尿が精液と同時に排泄されないように内尿道口を閉鎖させることができます。この内括約筋は前立腺内部の平滑筋と共同して尿排泄を停止させる役割をもつと考えられています。

　ところが女性においては膀胱頸部には内括約筋という輪状筋は存在せず、ほとんどの筋は縦走あるいは斜走しながら尿道を取り囲んでいるだけです。この縦走筋は尿道を開放し、斜走筋は尿道を閉鎖するように働くとされます。このような尿道平滑筋の外側に、特殊な横紋筋が存在し、尿道の周囲を取り囲んでいることになります。この筋は外尿道括約筋といわれ、排尿の調節を自在に行うことが可能であるというわけです。また、尿道周囲の骨盤底筋群は膀胱頸部と膀胱に近い部の尿道を支持し、牽引していることになります。腹圧が上がった場合にも尿道を圧迫して、内腔を閉鎖して尿漏出を防止する役割をもつことになります。

　女性の場合には、肛門括約筋や骨盤底筋群が内括約筋の代用をすることにより排尿のコントロールをすることが可能になります。自分の意志でこれらの筋肉を自由に収縮させることができるように鍛えることができれば、女性でも尿

を自由自在に止めたり放出したりすることが可能であるといえます。

　このことに関して、筆者は勤務先の看護師さんに、それもうら若き女性に聞いてみました。途中でも止められると豪語する人が意外と多いのです。ある看護師の話によると、女学生の頃の遠足で、尿意に耐え切れなくて少し人混みから離れた野原で用を足していたのだそうです。ところが思いもかけずに、男の人が通りかかることに気がついて、慌てて排尿を止めることができたのだそうです。びっくり仰天して、日頃使うことのなかった筋肉を収縮させていたらしいのです。何食わぬ顔をして、残りの尿を膀胱に残して立ち上がることができたのだそうです。足下には小さな泉が残っていましたが……。

　必要は発明の母と言うのでしょうか、女性は本当にわからないものですね。

締まりが悪い…

　さらに解剖学的には、男性の尿道が 16～20 cm もの長さがあるのに対して、女性の尿道自体が 4～5 cm 程度と短く、しかも男性のように彎曲しているのではなく直線的になっているために、腹圧などがかかると尿が漏れやすいことになるわけです。このような構造的な問題から、どうしても女性では尿失禁という、思いもかけない事態が出現しやすいというわけです。これに加えて、加齢や出産という出来事が骨盤底筋群を弛緩させてしまうことにもなり、事態は悪化するばかりです。

■構造的な問題から女性では尿失禁が出現しやすい
■加齢や出産が骨盤底筋群を弛緩させる

　これを避けるには、この骨盤筋群を鍛えることしかありません。この鍛錬法としては、腟周囲の筋群を鍛錬することが一番です。腟周囲の筋群は 8 の字型に肛門と関連しているため、自分の意志で肛門括約筋を収縮させたり弛緩させたりする体操（？）がいいわけです。このような運動は腟の緩みを防止し、尿失禁の防止にもなるので一挙両得です。

　女性に尿失禁が多いという理由は、このような解剖学的な問題があるわけですが、人が進化してきた過程にも関係するという説明があります。膀胱は尿を蓄えておく働きがあります。緊急時や何か仕事をしている場合には、排尿動作を悠長にしておれません。特に男性は外敵に対して女性や子どもを守るという使命があったわけです。いざというときに備えて、排尿をいつでも止めて、敵に対して立ち向かうということが必要なわけです。猟をするときにも、獲物が

現れたときに排尿をしていては、逃げられてしまうことになります。排尿の途中であっても、すぐに中断して、長時間でも我慢することが男性たる証拠といえるわけです。このような進化の長い途上で獲得したというわけです。

　これに対して、女性ではこのような攻撃的な仕事をしているわけではありませんので、わざわざ排尿を途中で止めるという必要がないために排尿中断ができないというわけです。

　おしっこを我慢するということは、膀胱の中にそれだけ大量の尿が溜まっているということなるわけで、膀胱が風船のようにパンパンにはちきれてしまっているということになります。尿を我慢すると膀胱部や下腹が異常な感覚になり、しばしば膀胱炎を生じやすくなります。この防止策としては、水分の摂取を抑えれば尿は少なくなります。タクシー運転手、外科の手術時、看護師などは、仕事の前には水分をがぶ飲みしません。仕事の途中で用を足す必要のないように調整するわけです。しかし、あまりにも摂取量を制限すると、非常に濃い尿になり、尿に溶ける溶質が高濃度になり結晶をつくりやすくなります。腎結石の原因にもなりやすくなります。水分はほどほどに摂るようにしましょう。

尿失禁防止体操

■ おいっちにおいっちに

　女性に尿失禁が出現しやすい理由は、骨盤底筋群の脆弱化による膀胱や膀胱頸部の位置異常（過移動性）によります。この腹圧性尿失禁の治療は外科的に膀胱頸部の位置異常を是正する方法、尿道抵抗を高くするための薬物療法、そして骨盤底筋群を鍛え上げる理学療法があります。

　これは1951年米国の産婦人科医Kegelにより提唱されたものです。別名としては"骨盤底筋体操"（図29）"骨盤筋トレーニング""失禁防止体操"などの名称で、いろいろな施設により実施されています。最初はこの体操を修得するために、医療機関を受診する必要がありますが、後は自宅でもどこでも、仕事の合間にでも気軽に行い、効果を上げることができます。お金もかかりませんし副作用もありません。ただ問題なのは、すぐには効果が出ないことでしょう。尿失禁を治そうという熱意でやらないと、長続きしないことです。治すのは医師ではありません。自分自身なのです。毎日時間をかけて、根気よく、自分の

■骨盤底筋体操、骨盤筋トレーニング、失禁防止体操

基本の方法

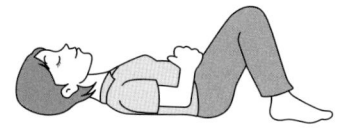

①仰向けに横になり、両足を肩幅程度に開いて、両ひざを軽く立てましょう。
②尿道・肛門・膣をギュッと締めたり、緩めたりし、これを2〜3回繰り返します。
③次は、ゆっくりギューッと締め、3秒ほど静止します。その後、ゆっくり緩めます。これを2〜3回繰り返します。締める時間を少しずつ延ばしていきます。

生活の中で

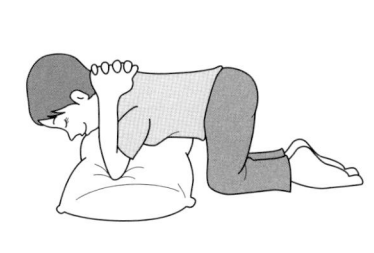

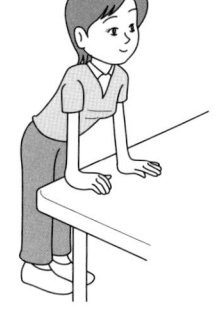

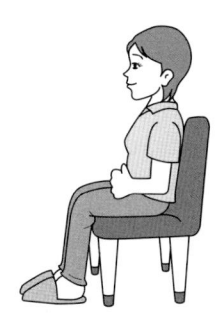

①ひじ・ひざをついた姿勢（朝・晩、布団の中）
床にひざをつき、ひじをクッションの上にのせ頭を支えて行います。

②テーブルを支えにした姿勢で（家事、仕事の合間に）
足を肩幅に開いて立ち、手は机の上に載せて行います。

③椅子に座った姿勢（テレビを見ながら）
足を肩幅に開いて、椅子に座り、足の裏の全面を床につけて行います。

図29. 骨盤底筋訓練（骨盤底筋体操）

意志で続けるしかありません。

継続は力なり

　この体操をするには独学でやるのではなく、最初は専門医の指導のもとに行うのがよいでしょう。特に現実的に尿失禁に悩む婦人においては然りというわけです。まだ尿失禁とは無関係な人は、予防的に独学するのも悪くはないでしょうが……。

　尿失禁を治そうとする場合には、尿失禁の原因を明らかにすることが大切で、

このために専門医の診察が必要なわけです。まず、なぜ尿失禁になったのかを理解してもらいます。次に骨盤底筋群の重要性を理解してもらい、この体操の必要性を納得することになります。

　大部分の腹圧性尿失禁に悩む婦人は虚弱的な、華奢なタイプ、あるいは逆に肥満したタイプであると思われます。からだの筋肉は女性では乏しく、緊張が足りないようなことが往々にしてみられます。肥満した婦人では、お腹の中に蓄えた脂肪のために骨盤底筋群が持ちこたえられず、垂れ下がってしまう状況にあります。この体操の目的は尿道の周囲や肛門の周囲を締めるということに尽きるのです。尿失禁の婦人には、これはなかなか容易なことではないようです。

　試しに、肛門をギューッと締め付けてみてください。この運動は 30 秒も同じ状態では続けられないでしょうが、閉めたり緩めたりであれば、それこそ何回でも可能でしょう。この肛門をピクピクさせる運動がいいのです。特に女性の場合には、暇を見つけては試みてみてください。

おわりに——排泄行為と羞恥心

　トイレで用を足すことはさまざまな社会習慣により規定されています。特に集団の中での排泄行為という点では、日本人は過敏なほどです。個室であるトイレはわが国では常識ですが、お隣の中国ではトイレに壁がなく、隣り合わせで談笑しながら用を足していたようです。今では少なくなったといわれる仕切りのない公衆トイレは有名です。アメリカなどでも公衆トイレは仕切りのないことが知られています。これはトイレが個室であるがために生じる危険を防止するために仕切りを取り除いていると聞いています。清潔を大事にするわが国の国民性は、排泄の行為に羞恥心をもち、他人を排泄にかかわらせることを避ける風潮があります。

　このような排泄の問題は、本人はもちろん、周囲の家族や介護者にとっても人間の尊厳にかかわることであり、日常生活のQOLを低下させる問題です。高齢者にとっても意識が清明なほど、他人に下の世話をさせたくないという思いが強いものでしょう。尿失禁や便失禁などの排泄障害の問題を扱うコンチネンス医学と医療の領域が求められてきています。

　この領域では泌尿器や大腸の専門家だけでなく、排泄ケアを担当する看護師、介護士、理学療法士、保健師などの総合的な取り組みが必要になってくるわけです。超高齢社会になるわが国の今後をみると、ますますこの領域の重要性が理解できるものと思われます。

　昔から子どもが親の面倒をみるという慣習がありましたが、現在では少子高齢社会となり、親の世話をする子どもがいない老老介護の問題も出てきました。欧米のように社会福祉が充実して、老後は安心して介護施設に入所して社会全体が高齢者を介護するという社会的基盤が確立していないわが国において、将

来的な医療制度の改善を望むべきことはできにくくなってきました。

　一般的に人間は加齢とともに肉体の衰えを生じ、認知症、尿失禁、排尿障害、便失禁などが大きな悩みになります。このような排泄障害を調査した報告では在宅介護の高齢者の20%程度、施設に入所している高齢者の約50%にその悩みがみられるとされています。要介護の高齢施設入所者の多くは、自分の意に反して施設側の都合によりおむつ着用にさせられることになります。

　排泄障害に対する薬物療法は進歩しており、過活動膀胱や前立腺肥大症においては有効な薬物があります。便秘においても適切な使用法により便失禁を招くことなくコントロールすることができます。このような薬物療法を十分理解した看護師や介護士など多職種が中心になって総合的な排泄ケアのシステムづくりが重要になってきています。

北岡　建樹

おしっこのはなし――賢い腎臓の役割を知ろう――
ISBN978-4-907095-14-7 C3047

平成26年7月10日 第1版発行

著　者	――	北　岡　建　樹
発行者	――	山　本　美　惠　子
印刷所	――	三　報　社　印　刷 株式会社
発行所	――	株式会社 ぱーそん書房

〒101-0062 東京都千代田区神田駿河台2-4-4 (5F)
電話 (03) 5283-7009 (代表) /Fax (03) 5283-7010

Printed in Japan　　　　　　　　　　　Ⓒ KITAOKA Tateki, 2014

・本書の複製権・翻訳権・上映権・譲渡権・公衆送信権（送信可能化権を含む）は
　株式会社ぱーそん書房が保有します．

JCOPY <（社）出版者著作権管理機構　委託出版物>
本書の無断複写は著作権法上での例外を除き禁じられています．複写される場
合には，その都度事前に（社）出版者著作権管理機構（電話 03-3513-6969, FAX
03-3513-6979, e-mail：info@jcopy.or.jp）の許諾を得て下さい．